コウノメソッド流
認知症診療
スピードマスター

著 名古屋フォレストクリニック院長
　　河野 和彦 著

はじめに

　わが国は，2016年に人口の1/4が65歳以上になりました。加齢とともに認知症も増えます。そして，認知症患者の生活を支える若い方々の人口は減少に転じたのです。

　認知症患者は今後も想像を超えるような速さで増え，社会問題になっていきます。これに対して，地域全体で徘徊老人を守ろうとか，国をあげて認知症疾患医療センターを建設しようとか，いろいろなことが叫ばれています。「要は認知症対策に予算を回せばよいのだろう」と考える政治家ばかりなら，それは危うい考えです。もう対策費など一銭も増やせない状況のはずです。

　ここで考えてほしいのです。一番大事なことを口に出す人が一人もいないのはなぜでしょうか。筆者はこの緊急事態に本音と真実を語りたいと思っています。**一番大事なこととは，医師がしっかりすること**ではないでしょうか。

　"しっかりする"というのは，正しい診断をするということよりも**正しい処方をする**ということに尽きます。認知症は，患者が亡くなった後の病理組織で確定診断される領域なので，正確な診断をするために費用や時間をむやみに費やす必要はなく，**介護者が楽になる**ように，社会を困らせる行動が減らせるように，適切な薬物療法で患者の情緒と行動を安定化させることが，医師として機能するための一番の仕事です。

　患者には人権がありますが，介護者にも人権があります。介護を楽にできる薬剤があるのなら，それを処方してもらう権利があるのではないでしょうか。しかし基礎研究では，記憶をよくする薬剤にしか興味を示さず，むしろその薬剤で患者を興奮させ，介護のストレスを増やしている面すらあります。パースン・センタード・ケアに対抗して，コウノメソッドが**介護者保護主義**を打ち出したのは，このやるせない状況を世間に広報し，医師が医師として機能するための処方を提案するためでした。

　医師は，学会や西洋医学が主張する診断優先・記憶治療優先主義に惑わされず，患者が穏やかに明るく，歩ける能力を保ちつつ過ごせるようにすることを第一に考えるべきだと思います。患者を前にして漠然と診療するのではなく，「介護者は何に困っており，どうしてほしいのか」という標的症状を明確にして，自分勝手な処方をしな

いことです．処方後も，患者の身体と症状の変化をよく観察して，介護者の話によく耳を傾け，自身の処方がこのままでよいのか評価しながら，必要なら変えていきます．

　この本は，認知症を専門としない臨床医にも認知症診療の一番大事なことを体系的にシンプルに伝え臨床バイブルとして重宝されることをめざしています．

COLUMN　森林浴のように患者を癒したい
──「フォレストクリニック」に込めた思い

　「診断できる，治せる」という自信がもてると，医師も心に余裕が生まれます．余裕がもてると，自然な笑顔で応対し，雑談などで患者さんを和ませることができ，さらに，気を病んでいる介護者の心までも救うことができるようになります．

　筆者は初診平均16分の間にそのすべてを行っているつもりです．

　コウノメソッドは，野球と同じで，確率論で推奨薬を決めています．満点は取れませんが，認知症が不得意な医師でもそこそこの改善率を出すことができます．まずは，その安心理論と自信をもって外来に臨んで頂ければと思います．

　「いったんよくなったとしても，結局は進行するじゃないか」という考えもありますが，筆者はそれは間違っていると思います．一時的にせよ改善を演出できれば，家族には，あの医師を探し出してよかった，精一杯介護できたという満足感が残るでしょう．

　また，薬の力を信じ，一時的にでも改善させたいという思いで日々診療していれば，100人中3人は奇跡的な著効例になります．こういった症例は，医師に対してほかの難治例への治療意欲，不屈の精神を植え付けますし，クリニックのスタッフのモチベーションアップにもつながります．そして，これらの変化は，患者を癒すことにつながっていくのです．

2017年6月10日　　著　者

CONTENTS

概要編 ◉ 認知症臨床の大枠

| Ⅰ章 | 認知症診療に必要な視点 | 2 |
| Ⅱ章 | コウノメソッドでみる認知症 | 11 |

実践編 ◉ コウノメソッドの実施方法

Ⅰ章	実践にあたって	27
Ⅱ章	問診マスターになろう	43
Ⅲ章	診察マスターになろう	49
Ⅳ章	検査マスターになろう	58
Ⅴ章	CT読影マスターになろう	72
Ⅵ章	処方マスターになろう	94
Ⅶ章	サプリメントマスターになろう	126
Ⅷ章	点滴療法マスターになろう	129
Ⅸ章	予防マスターになろう	135
Ⅹ章	プロフェッショナルになろう	137
Ⅺ章	認知症外来イメージトレーニング	139
Ⅻ章	改善症例集	180
	索引	194
	あとがき	199

本書で使用する主な略語一覧

	疾患名	
ATD	Alzheimer type dementia	アルツハイマー型認知症
AGD	argyrophilic grain dementia	嗜銀顆粒性認知症
ARD	alcohol-related dementia	アルコール関連認知症
CBD	corticobasal degeneration	大脳皮質基底核変性症
CBS	corticobasal syndrome	大脳皮質基底核症候群
CCA	cortical cerebellar atrophy	皮質性小脳萎縮症
CSH	chronic subdural hematoma	慢性硬膜下血腫
DLB	dementia with Lewy bodies	レビー小体型認知症
DRPLA	dentatorubral-pallidoluysian atrophy	歯状核赤核淡蒼球ルイ体萎縮症
FTD	frontotemporal dementia	前頭側頭型認知症
FTLD	frontotemporal lobar degeneration	前頭側頭葉変性症
LPC	Lewy-Pick complex	レビー・ピック複合
MCI	mild cognitive impairment	軽度認知障害
MSA	multiple system atrophy	多系統萎縮症
NPH	normal pressure hydrocephalus	正常圧水頭症
PD	Parkinson's disease	パーキンソン病
PDD	Parkinson's disease with dementia	認知症を伴うパーキンソン病
PNFA	progressive nonfluent aphasia	進行性非流暢性失語
PSP	progressive supranuclear palsy	進行性核上性麻痺
SCD	spinocerebellar degeneration	脊髄小脳変性症
SD	semantic dementia	意味性認知症
SD-NFT	senile dementia of the neurofibrillary tangle type	神経原線維変化型老年期認知症
VD	vascular dementia	脳血管性認知症

	検査名	
CDT	clock drawing test	時計描画テスト
HDS-R	Hasegawa's dementia scale-revised	改訂長谷川式スケール
MMSE	mini-mental state examination	ミニメンタルステート検査

コウノメソッド流
認知症診療
スピードマスター

I章 認知症診療に必要な視点

1 東洋医学的発想で患者を分類し対症療法を積み重ねる

1) 認知症の種類 (病型)

　　認知症の種類 (病型) は無数にあるのですが，**アルツハイマー型認知症 (ATD)，レビー小体型認知症 (DLB)，前頭側頭型認知症 (FTD)，脳血管性認知症 (VD)** が四大認知症です。認知症診療は，これらをまずしっかり知ることから始まります。ピック病はFTD 3亜型のうちの圧倒的大多数です。問題は，これらの鑑別診断はそれほど容易ではないということです。

　　高齢者は薬剤の代謝動態が半減期だけでは推し量れず，またDLBには薬剤過敏性があります。臨床試験は比較的元気かつ若い症例に対して施行されるというバイアスを考えると，規定の用法・用量より少なめに投与して観察してから慎重に増量し，時には減量する (センサリング) ことが望まれます。

2) 個別化医療が重要

　　用法・用量は統計学的なエビデンスから決定されたものであるため，患者個々には合わないこともあり，かかりつけ医には個別性を考慮した個別化医療を行うことが求められます。目の前にいる患者は世界で1人しかいない症例なので，患者の身体と対話して処方量・投与法を決めるという態度が必要です。**コウノメソッドは，いわば個別化医療マニュアル**であり，東洋医学的に西洋医薬を使う手法であると考えて下さい。

　　問診で家族歴と鑑別診断のヒントを得，診察でパーキンソニズムの有無と認知症病型の特徴を察知します。そして，介護者には，何が問題で，何を治してほしいか (落ち着かせたい，元気にしたい，記憶を向上させたい，など) を聞き出し，医師として何をすべきかを決めましょう。

　　つまり認知症診療には，**東洋医学的な発想による患者のみかた**が必要といえます。

2 高齢化時代の疾患重複と機能画像の限界を知る

1）認知症は経過とともに混合型認知症になる

　患者の高齢化で起きていることは，四大認知症が孤島のように個別に存在するだけではなく，二者が**混合**したり（図1），長年のうちに中核症状の進行と周辺症状の出入りがみられ，病理学的な様変わり（神経細胞の消失，封入体の増加，虚血巣の広がり，正常圧水頭症化など）をしたりといった**変容**をきたします（図2）。つまり，落ち込んだり怒ったりの周期が現れ，老人斑はレビー小体に封入され，意味性認知症（SD）にはピック症状（介護抵抗）が加わってきます。

　図2の2段目（「責任疾患の重複」）は，経過とともに**混合型認知症**になっていくことを示しています。そして，最近は**正常圧水頭症（NPH）**の合併が非常に増えています。

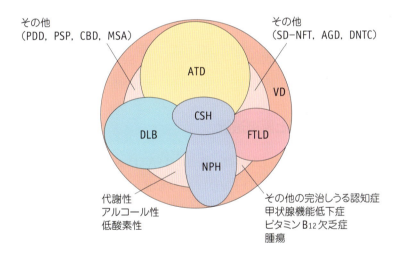

図1　高齢患者における認知症責任疾患の重複
ATD：アルツハイマー型認知症，VD：脳血管性認知症，DLB：レビー小体型認知症，CSH：慢性硬膜下血腫，FTLD：前頭側頭葉変性症，NPH：正常圧水頭症，PDD：認知症を伴うパーキンソン病，PSP：進行性核上性麻痺，CBD：大脳皮質基底核変性症，MSA：多系統萎縮症，SD-NFT：神経原線維変化型老年期認知症，AGD：嗜銀顆粒性認知症，DNTC：石灰化を伴うびまん性神経原線維変化病

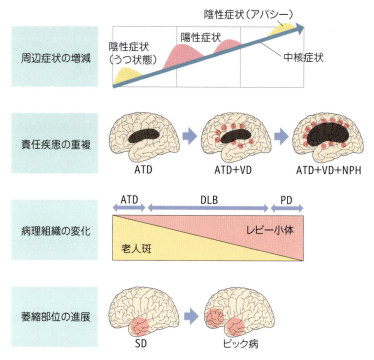

図2　認知症の変容
ATD：アルツハイマー型認知症，VD：脳血管性認知症，NPH：正常圧水頭症，
DLB：レビー小体型認知症，PD：パーキンソン病，SD：意味性認知症

2）病型鑑別と薬剤選択

　混合型認知症といえば，過去には「ATD＋VD」を指していたものですが，最近は「DLB＋VD」「FTD＋VD」のような混合型も少なくないことがわかっています。そのため筆者は単に混合型認知症とは呼ばずに，それぞれを**「アルツミックス」「レビーミックス」「ピックミックス」**と具体的に呼ぶべきと考えています。**なぜなら使用する薬剤が異なるからです。**

　「アルツミックス」でおとなしい患者の場合は，ドネペジルだけでなく脳血管拡張作用のあるニセルゴリン（興奮系）も加えるべきですし，脳梗塞再発予防にシロスタゾール（薬理作用の観点から，筆者は先発品のプレタール®を推奨している）も加えるべきでしょう。

　DLBにNPHが合併する場合，傾眠に拍車がかかります。その場合，シチコリン静注（500～1,500mg）はぜひ行うべきです。NPHの歩行障害を内科的に改善させる有力な方法としてコウノメソッドで用いるのは，サプリメントの**フェルラ酸含有食品**です。またN-アセチルシステイン（グルタチオン前駆体のサプリメント）も変性疾患の歩行改善に有用です（後述）。

脳の病理変化が重複することもあって，生前に鑑別するのは難しいことがしばしばであるといわれています[1]。その場合は，対症療法でしか正しい治療の方向には向かわないでしょう。しかし，DLBと進行性核上性麻痺（PSP）の合併などといった病状を画像なしで生前診断できれば，臨床医としては素晴らしいことだと思います。たとえばVDとNPHを画像なしで診断することは至難の業であるように思えますが，ATDではない，ピック病ではない，DLBではない，多系統萎縮症（MSA）ではない……と消去法で進めていくと，VD，NPHしか残らない，ということは経験数が増えるとわかってきます。

3　レビースペクトラムを理解する

1）レビー小体型認知症はスペクトラムの広さ（個人差）と薬剤過敏性が特徴

脳内に老人斑とレビー小体を両方もつ患者は相当数いると考えられています。ATD寄りの患者とパーキンソン病（PD）寄りの患者を両極とした"**レビースペクトラム**"の中央にいるのがDLBの典型例であるとイメージするとわかりやすいでしょう（図3）。これらのバリエーションで，患者個々に処方する薬剤の比率（アセチルコリン系とドパミン系の比率）は変わってきます。

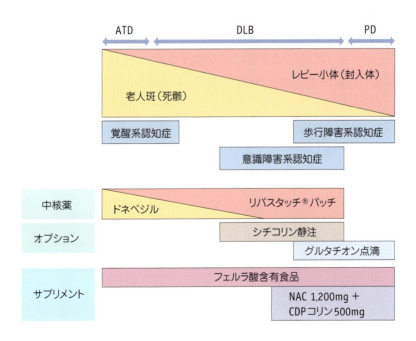

図3　レビースペクトラム
ATD：アルツハイマー型認知症，DLB：レビー小体型認知症，PD：パーキンソン病，
NAC：N-アセチルシステイン

個人差があまりにも大きいDLBをひとくくりに「ドネペジル（アリセプト®）の適応が認められた疾患」と理解してしまうのは，危なっかしいことです。ドネペジルは，**パーキンソニズムの強い患者にはむしろ禁忌ですらある**からです。アセチルコリン賦活は相対的なドパミン欠乏を引き起こします。

DLBというスペクトラムの広い疾患名は，個人差を東洋医学ほどに重視しない西洋医学の視点が生んだものともいえます。DLBにドネペジルを処方すれば多くの副作用を経験するでしょう（もっとも，筆者の著書[2]で知るまで副作用を副作用と気づかなかったという医師も少なくありません）。さらにDLBには，**薬剤過敏性**という大きな障壁もあります。

スペクトラムの広さ（個人差）と薬剤過敏性という2つの障壁をもつという意味で，**DLBこそが個別化医療に基づいて処方をアレンジ・加減しなければならない患者群**です。

DLBは認知症の2割以上を占める病型で，後期高齢患者に限ればさらに高い頻度になります。筆者は研修医によく「レビーを制する者は認知症を制する」と話しますが，DLBの特性を理解することは，認知症診療に必須の事項といえるでしょう*。

*拙著『レビー小体型認知症 即効治療マニュアル』（フジメディカル出版）は，**DLBの治療について日本で最初にまとめられた成書**（2011年刊行，2014年改訂）[3]で，DLBの治療に特化した専門書は現時点でほかにないものと思われる。

2) レビー小体型認知症の治療

レビースペクトラムの患者群に使用する中核薬は，**ATD寄りの患者にはドネペジル，PD寄りの患者にはリバスチグミン**がそれぞれ第一選択となるでしょう。意識障害（傾眠，妄想・幻視の基盤となる病態）があればシチコリン1,000mg静注を，PD治療薬に反応しない歩行障害にはコウノカクテル（グルタチオン高用量主体の点滴療法）を自費診療日に点滴します。

何を処方しても副作用が出てしまう場合は，抗酸化作用のあるサプリメントや薬剤を多用します。CDPコリン，フェルラ酸含有食品やN-アセチルシステイン，グルタチオンなどです。

4　FTLDスペクトラムを理解する

1) FTLDスペクトラムとは

40歳代からみられる認知症で，反社会的行動（万引き，非協調性）で社会問題となっている認知症に**ピック病**があります。マンチェスターグループによる前頭側頭葉変性症（FTLD）分類の流れでいうところのFTD Pickタイプに当たるものです。コウ

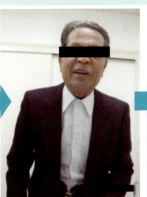

図4 意味性認知症からピック病へ移行した例（FTLDスペクトラム）
FTLD：前頭側頭葉変性症

　ノメソッドの三本柱*の筆頭である**介護者保護主義**は，この最も陽性症状の強い認知症に抑制系薬剤（主に抗精神病薬）を躊躇なく処方すべきことを推奨するものです。
　ここで用いた"**FTLDスペクトラム**"という言葉は，前述したDLBのレビースペクトラムとは少し異なり，SDにはやがてピック症状も加わってくるという，時系列のスペクトラム（**病状変容**）の意味で使用しています（**図4**）。
　レビースペクトラムの場合は，患者個々におけるATD病変とPD病変の**比率の違い**と，老人斑がレビー小体に封入されていく時間的な**病理変容**の両方の意味が含まれます。
*コウノメソッドの三本柱は，①介護者保護主義，②家庭天秤法，③サプリメントの活用である。

2）萎縮部位による分類

　認知症を起こすのは前頭葉萎縮，失語を起こすのは側頭葉萎縮ですが，FTLDは両方セットで萎縮します。前頭葉萎縮のほうが強いのに失語が優位，側頭葉萎縮のほうが強いのにピック症状が優位な患者もいますが，たまたま症状が予想外のものから出たというだけで，結局は皆，**語義失語のあるピック病という状態になっていきます**。
　まとめると，前頭葉タイプの認知症は現在，**FTDと原発性進行性失語（PPA）**にわけられます。
　FTDには**Pickタイプ**，**FLDタイプ**，**MNDタイプ**が含まれ，PPAには，**SD**，**進行性非流暢性失語（PNFA）**，**LPA**（logopenic progressive aphasia）があり，LPAだけは後方型であるATD病理をもつ患者が多いです。ほかは前方型です。

PPAは臨床病名であり，病理基盤を問いません。SDの病理にはピック病，PNFAの病理には大脳皮質基底核変性症（CBD），LPAの病理にはATDが多いと，まずは大まかに覚えましょう。CBDは前方型（ピック症状）＋後方型（空間失見当）の病状が混ざっています。

　PPAは，脳卒中による失語と症状が対応しており，**SDは感覚失語，PNFAは運動失語，LPAは伝導失語**と同じような病態を示すと考えればわかりやすいでしょう（**図5**，**図6**）。

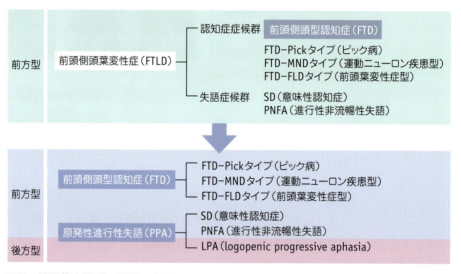

図5　前頭葉変性群の分類の変遷

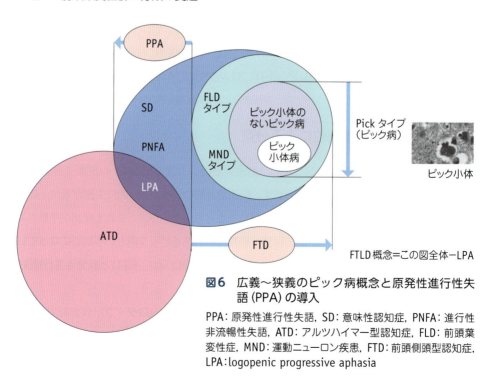

図6　広義〜狭義のピック病概念と原発性進行性失語（PPA）の導入

PPA：原発性進行性失語，SD：意味性認知症，PNFA：進行性非流暢性失語，ATD：アルツハイマー型認知症，FLD：前頭葉変性症，MND：運動ニューロン疾患，FTD：前頭側頭型認知症，LPA：logopenic progressive aphasia

表1　前頭葉型認知症（河野，2016）

タイプ名	前頭葉萎縮	側頭葉萎縮	頭頂葉萎縮	疾患
前頭葉変性症（FLD）	○			PSP　／　FTD-FLDタイプ
前頭側頭葉変性症（FTLD）	○	○		FTD-Pickタイプ（ピック病）　／　SD
前頭頭頂葉変性症（FPLD）	○		○	CBD　／　FTD-MNDタイプ

PSP：進行性核上性麻痺，FTD：前頭側頭型認知症，SD：意味性認知症，CBD：大脳皮質基底核変性症，MND：運動ニューロン疾患

　筆者は，PSP，CBD，FTD-FLDタイプ，FTD-MNDタイプの実際の患者とCT画像を経験することで，すっきりした分類をすることができました。すなわち，**今まで，前頭葉と側頭葉がセットで障害されると思われていたのはピック病とSDのみであり，CT画像をよく見るとPSPとFTD-FLDタイプは前頭葉しか萎縮していない，CBDとFTD-MNDタイプは頭頂葉が萎縮している**と読み取れるのです。萎縮部位により3種に分類し直したものが**表1**です。

　この分類のし直しによって，筆者はマルチスライスCTの矢状断で頭頂葉萎縮を確認することでCBDの初期にも気づけるようになりました。マンチェスターグループは病理学からの独立を宣言したわけですが，筆者はマンチェスターグループから独立宣言したことになります。コウノメソッドでは，臨床に役立つような分類に変えて理解するという立場をとっています。

　ただし，FTD，SD，PNFAの総称は本書でもFTLDで表現していきます。

● 文献
1）秋山治彦：アルツハイマー病．第47回日本神経病理学会学術研究会．2006，岡山．
2）河野和彦：認知症の薬物療法―アリセプトの使いこなしと介護を助ける処方．認知症ハンドブック②．フジメディカル出版，2006．
3）河野和彦：レビー小体型認知症〈改訂版〉即効治療マニュアル．フジメディカル出版，2014．

COLUMN

揺れ動いてきた前方型認知症の分類

　ピック病はユダヤ人が発見し，日本人が独立疾患と認めた経緯などから，米国では軽視されており，また大脳組織にピック球がなくても前頭側頭葉変性が起こるため，病名としても軽視されがちです。

　ピック病は，25年ほど前，マンチェスターグループによって前頭側頭葉変性症（FTLD）の「認知症症候群」の中の１亜型に編入されました。しかし，最近になりFTLDの「失語症症候群」に，ATDを病理基盤としやすいLPA（logopenic progressive aphasia）という亜型が新設されたことで，これらと前頭側頭型認知症（FTD）は切り離して考えられる傾向にあります。**もともとあったFTDの概念が復活し，FTLDという分類は消えつつある**わけです（p.8の図５参照）。

II章 コウノメソッドでみる認知症

1 コウノメソッドの考え方とコウノメソッド分類

　病理診断は生前の患者を救うことにはさほど貢献しないので，コウノメソッドではその鑑別診断に医療費と時間を費やさず患者をキャラクターで分類し（コウノメソッド分類），現在問題化している患者の症状を対症療法で治すことに集中します（後述）。対症療法では，家族・介護者の評価は高くなります（「顧客満足度」といえるもの）。「ドネペジルで幻視が消えてくれれば」と考えるのはいわばギャンブル的な期待で，正攻法ではありません。より確実な効果をみせるのはハロペリドール（セレネース®）です。

　そして，経過を追うごとに病状が変容するため，治療方針も変化させていきます。これを筆者は**サーフィンアレンジ**と呼んでいます。この点からも早期に鑑別診断を行う意義は半減します。

　たとえば，レビー小体型認知症（DLB）患者がわがままになってピック症状が加わったケース，前頭側頭葉変性症（FTLD）にパーキンソニズムや幻視が加わったケースを，コウノメソッドでは**LPC（レビー・ピック複合，Lewy-Pick complex）**と呼ぶことにしています（図1）。自験例およびコウノメソッド実践医*からの報告を総合すると，LPCは認知症の約15％を占めます。このように包括的な表現をすることで，患者に問題症状が複合していることを認識できます。その認識は副作用を起こさないような処方をする方向に医師を導きます。

　LPCはレビースコアとピックスコア（後述）の両方が大方5点以上の患者ですが，そのグループの中からDLBらしくない患者がいる場合は，とりあえず**LPC症候群**としておき，経過をみていくうちにそれらが**進行性核上性麻痺（PSP）**，**大脳皮質基底核変性症（CBD）**などのPick complex，あるいは**多系統萎縮症（MSA）**などの神経難病であることがわかってきます。

*コウノメソッド実践医とは，コウノメソッドに沿って治療を行うことを約束した医師で，立候補・登録制となっている。

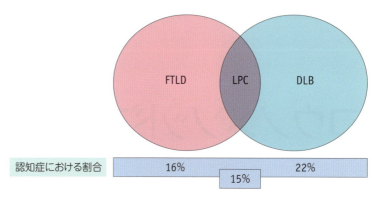

図1　臨床分類「LPC（レビー・ピック複合）」の概念
LPCとは，FTLDとDLBが，あたかも共存するような症状や脳萎縮を示す患者群のことを指す。
FTLD：前頭側頭葉変性症，DLB：レビー小体型認知症

1) 患者の典型像 ── 診断に役立つイメージ

　さて，難解な病名が続いてすでにうんざりしている読者もいるかもしれません。そこで，各認知症病型の患者が具体的にどのようなものか，平均像・典型像を以下に提示します。患者のイメージをふくらませてみて下さい。

(1) アルツハイマー型認知症

　正常にしかみえない75歳。**明るくて元気**です。しかし，いざ改訂長谷川式スケール（HDS-R）を実施してみると20点しか得点できません。**遅延再生（3単語の想起）が特異的に不得意**で，6点満点中1点しか得点できません。野菜の名前は，同じものを何度も繰り返します。その途中で「猫」(3単語のひとつ）と言ったりします（**保続**）。本人は「もの忘れはない」と言います（**病識欠如**）。

(2) レビー小体型認知症

　非常に**まじめ**な性格で，数年前から**寝言**，レストレスレッグス症候群（夜中に勝手に手足が動く）があります。うつ表情になることが多く，**幻視**が見えていることを自分でわかっています。肘には**歯車現象**（**歯車様筋固縮**）があります。前医がアルツハイマー型認知症（ATD），パーキンソン病（PD），うつ病と誤診していることが非常に多く，ドネペジル（アリセプト®）が5mgに増量されたときに，足が前に出にくいという歩行障害を生じて**服用を中止した既往**があります。

(3) ピック病

　診察室で腕や足を組むような**横柄な態度**をとる65歳。以前よりも自動車の運転が荒くなって，よくこすっているのに意に介す様子はありません。家族に注意されると

過敏に反応して**スイッチが入ったように激怒**するものの，その後はけろっとしています．**甘い炭水化物**（ドーナツなど）を妙に好むようになり，まんじゅうを1箱食べてしまいます．食事中には家族のおかずを食べてしまうこともあります．掃除をせず，つまらないものを集めてきたり，**浪費が激しい**様子がみられます．

(4) 意味性認知症

言葉が通じなくなったと家族が感じています．道具の操作方法がわからなくなり，自動車の運転でも事故を頻発させ，免許を返納しました．便座の座り方もわからなくなり，逆向きに座ったりします．自信がないのか，だんだん**しゃべらなくなってきました**．少し怒りっぽくなってきている様子もあります（**ピック化**）．ほとんどの患者がATDと誤診されており，ドネペジルで**易怒に拍車**がかかっています．

(5) 脳血管性認知症

高血圧，糖尿病の既往歴が長く，動作が遅く，孫の話などをすると泣き出してしまいます（**感情失禁**）．**夜間せん妄**の既往があり，足を広げて歩きます（**ワイドベース**）．ろれつが回らず，水分でむせてしまう様子もみられます．

(6) 認知症を伴うパーキンソン病

8年前からPDには間違いないものの，**最近になり記憶が低下**し，HDS-Rは18点しか得点できません．**片手に優位な振戦**があり**歯車現象**もしっかり確認できます．幻視が出現したことはありますが，それはPD治療薬を多く服用したときだけです．薬剤過敏性はみられません．

(7) 正常圧水頭症

ここ3カ月ほどで**急激に尿失禁**が出現し，**すり足歩行**になってきました．質問しても答えるのが遅く，**ボーッとした表情**で口を開けていることが多いです．

(8) 進行性核上性麻痺

PD治療薬があまり奏効せず，**急速に歩きにくくなってきました**．手を振って歩く割に，**急に前や後ろに倒れる**ので，前額に傷があります．目がくりくりしており，ピック病のようにあっけらかんとした態度で，DLBのような深刻さはありません．グルタチオン点滴が非常に効きやすいです．やがて頸部が後方に屈曲し（**頸部ジストニア**），胃瘻を造設します．CT画像では**第三脳室拡大**が特徴的です．

(9) 大脳皮質基底核症候群

最初に**手の細かい動きができなくなり**，どちらか一方の手がより動きにくい状態がみられます．ゆっくりと進行し，やがて歩きにくくなります．動作が遅いですが，腕は振って歩きます．**何を服用しても効かず**，グルタチオン点滴も効きにくいです．**復唱が困難**で，徐々にまったくしゃべらなくなっていきます．CT画像では**側頭葉皮質萎縮，頭頂部の脳溝開大に左右差**があります．

(10) 多系統萎縮症

普通に歩いているようにみえるものの，左右にふらつき，**Uターンするときに側方に激しく転倒**する51歳。めまいを訴え，眼振がみられます。タンデムゲイト（継ぎ足歩行）はまったくできません。**排尿障害，低血圧，構音障害，発汗過多**がみられます。急速に歩けなくなっていきます。神経内科からタルチレリン（セレジスト®）が処方されているものの，「効かない」と訴えます。**HDS-Rは25点**くらいです。グルタチオン点滴が非常に奏効します（シチコリン250mgを"隠し味"として加えることがポイントです）。自律神経症状がなく予後の良好なものに**皮質性小脳萎縮症（CCA）**があります。

2) 認知症症状について

認知症の症状には，**中核症状**と**周辺症状**＊があります（**図2**）。患者の過半数には中核症状だけでなく周辺症状もあるため，特に陽性症状（易怒，介護抵抗など）がある場合は，まずこれを**抑制系薬剤**で抑えなければなりません。陽性症状が抑えられると，介護者は精神的ストレスがなくなります。

抑制系薬剤（主に抗精神病薬）は，認知症という病名では保険適用になりません。チアプリド（グラマリール®）には「脳梗塞後遺症」，クロルプロマジン（ウインタミン®，錠剤はコントミン®）には「不安緊張状態」，抑肝散には「神経過敏」といった病名が要求されます。また，肝障害患者にウインタミン®，糖尿病にクエチアピン（セロクエル®）とオランザピン（ジプレキサ®），低カリウム血症に抑肝散は処方できません。

＊最近の呼称として，BPSD（認知症の行動症状と心理症状）があるが，BPSDの概念には，うつ状態などの陰性症状も含まれており理解しにくいので，筆者はBPSDという言葉は原則用いない。

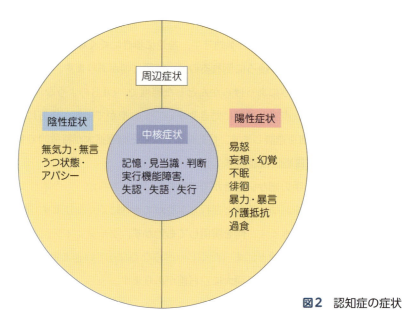

図2 認知症の症状

ATDは中核症状のみの患者が多いので（中間証），どの医師が処方しても結果にあまり差が出ません。一方，ピック病やDLBの陽性症状に対しては，コウノメソッドに沿って処方するかどうかで大きく成果が変わってきます。ピック病の場合は暴力，DLBの場合は幻視・妄想がそれぞれ高頻度にみられる陽性症状です。

　特段に中核症状（記憶など）が改善しなくても，陽性症状がなくなれば，患者はとても改善したようにみえますし，家族は非常に評価してくれます。記憶を改善させることはなかなか難しいため，陽性症状を改善できるかどうかが，信頼される医師かそうでないかの差につながります。

3）コウノメソッド分類

　前述の通り，認知症の生前診断は容易ではない上，実臨床では必ずしも役立つものでないことも多々あります。そこでコウノメソッドでは，患者をキャラクタライズしてそれに合った処方をすることを提唱しています。その手法が**コウノメソッド分類**であり，介護者の最も希望する状態，つまり周辺症状がまったくない状態（中間証）にする近道です。

　以下に，コウノメソッド分類を，重要な順に説明します（**図3**）。

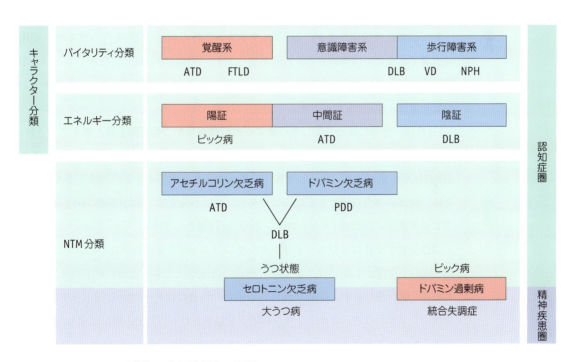

図3　コウノメソッド分類と病理診断名の関係
ドパミン欠乏で歩行障害，ドパミン過剰でピック症状を現す．
ATD：アルツハイマー型認知症，FTLD：前頭側頭葉変性症，DLB：レビー小体型認知症，VD：脳血管性認知症，NPH：正常圧水頭症，PDD：認知症を伴うパーキンソン病，NTM：神経伝達物質

(1) バイタリティ分類

まずは**バイタリティ分類**です。バイタリティ，つまり**患者の意識が明瞭か不明瞭か**，また**歩行が可能かどうか**を判定して下さい。意識不明瞭とは，傾眠とか医師の目を見ないような状態，あるいはせん妄で，主にDLBの患者によくみられる状態です。これに該当する場合を**意識障害系認知症**と呼びます。

意識障害系認知症に対しては，**シチコリン1,000mg**を静注することで覚醒し，その後の治療がしやすくなります。シチコリンは老衰による傾眠，変性疾患のアパシーにも奏効するため，往診医はいつでも打てるようにカバンに入れておくことを勧めます*。投与から10分以内に覚醒するので，患者は寝返りをするようになり，褥瘡予防にもなります。

シチコリンには後発品もあり，用量は250mg，500mg，1,000mgがあります。通常は生理食塩水か5％ブドウ糖液3mL程度で稀釈して静注します。コウノメソッドでは，最大で2,500mgまで投与可としています。

歩行に障害がある場合を**歩行障害系認知症**と呼び，正常圧水頭症(NPH)，認知症を伴うパーキンソン病(PDD)，PSP，CBD，MSAを指します。MSAは小脳変性症であり認知症とは無縁のように思えますが，HDS-Rを実施してみると25点くらいの患者が多く，軽度の認知機能低下ありと認識しておくのがよいでしょう。

歩行改善にはコウノカクテル(グルタチオン主体の点滴療法)を行いますが，高用量点滴であるため自費診療での対応となります。保険診療日以外に行って下さい。用量を決められない場合，初回は1,600mg(8アンプル)で投与します。グルタチオンの最大量は3,600mgとします。

DLBは，患者によって差はありますが**意識障害系かつ歩行障害系**と考えて下さい。覚醒にはシチコリン，歩行にはグルタチオンを主体とした点滴が奏効しますが，この2剤の比率は重要です。後述しますが，相互の働きを阻害する天秤関係が潜んでいるため，覚醒のみを目的とするならグルタチオンは不要です。歩行改善のみが目的ならグルタチオン2,600mg＋シチコリン250mg程度とします。

コウノカクテルは，グルタチオン＋シチコリン＋幼牛血液抽出物(ソルコセリル®)の3成分を主体としたコウノメソッド独自の点滴療法です。患者の約10％にソルコセリル®が奏効します。効果が得られる患者の場合には8〜16mL(2〜4アンプル)を使用します。なお，グルタチオンの効果を延長させる目的で，時にビタミンCを添加する場合もあります。

＊シチコリンは「頭部打撲後遺症」などの病名で保険適用となるが，心配があれば自費での実施とする。

(2) エネルギー分類

2つ目は**エネルギー分類**です。患者を**陽証・中間証・陰証**で分類します。

内服薬を考えるときに，陽証には抑制系薬剤（主に抗精神病薬）を，陰証には興奮系薬剤［ニセルゴリン（サアミオン®），アマンタジン（シンメトレル®）］を処方するという基本を守って下さい。怒りっぽいATDに興奮系のドネペジルを処方することは，いくらATDであろうとも厳禁です。

認知症は社会的疾患なので，介護者に迷惑をかける処方はご法度です。用法・用量（エビデンス医療）とは薬理学的な観点で設定されたものであって，患者個々に何を処方すべきか（個別化医療）は医師が自分の頭で判断することが要求されます。適応症とされているからと用法・用量通りに処方すると，約3割の患者を興奮させてしまいます。この興奮度が最も強いのがドネペジルです。

ドネペジルを単独で処方してよいATD患者は約6割，つまり**認知症全体の3割程度**しかいません。ドネペジル単独処方が許される患者とは，①**易怒・妄想がない**，②**肘に歯車現象がない**，③**食欲が落ちていない**の3点を満たす患者です。コウノメソッド実践医へのアンケートでは，ほとんどの医師が全患者の歯車現象を調べていると答えていますが，認知症サポート医養成研修でも行われることを望みます。

(3) NTM分類

最後の分類は**神経伝達物質分類（NTM分類）**です。この分類は，一般に言われている病理基盤に沿った診断名を，神経伝達物質（NTM）の増減でとらえ直したものです。これによって補充すべきNTM，遮断すべきNTMがわかります。

抑制系薬剤は，ほとんどがドパミン阻害薬です。例外がセロトニン遮断のプロペリシアジン（ニューレプチル®）で，ピック病の強い陽性症状に対する最後の砦となります（**図4**）。つまりドパミン過剰とセロトニン過剰が暴力を起こします。

妄想・幻視といった内的な陽性症状にはセレネース®が主役になりますが，生理的にはシチコリン静注（またはサプリメントでの摂取）が望ましいです＊。大せん妄には500mg（サプリメントなら250mg），低活動性せん妄には1,000mg（サプリメントなら750mg）です（**図5**）。これらは意識障害の一種ですから，意外と抑肝散が効くこともありますが，それでも治まらない場合はウインタミン®を使いましょう。パーキンソニズムが強く，セレネース®が増量しにくい場合も，危険分散でウインタミン®の助けを借ります。

＊シチコリンは，国内では医薬品だが，海外ではサプリメント〔CDPコリン（シチコリンカプセル）〕として販売されており，インターネットなどを通じて購入することができる。

考えられる疾患		①ピック病，②PSP，③ATDフロンタルバリアント，④CBD	
一般名			1日最大量
クロルプロマジン	1	ウインタミン®細粒　1回4〜6mg コントミン®12.5mg錠　1回1〜2錠	75mg
ジアゼパム	2	セルシン®2mg錠　1回半錠〜1錠	6mg
クエチアピン	3	クエチアピン錠12.5mg「アメル」 3錠程度	75mg
プロペリシアジン	4	ニューレプチル®細粒　1回3mg	15mg
ヒドロキシジン	オプション	アタラックス®-P25mg注射液	1Ap筋注
リスペリドン オランザピン	頓用許可薬 副作用が強い ため頓用のみ とする	リスパダール®0.5mg，1mgOD錠 ジプレキサ®ザイディス®5mg錠	

図4 スイッチ易怒（急に怒り，けろっとする）に対する抑制系薬剤のラインナップ
PSP：進行性核上性麻痺，ATD：アルツハイマー型認知症，CBD：大脳皮質基底核変性症

考えられる疾患		①DLB，②高齢認知症全般，③PDD，④PSP
一般名		
ハロペリドール	1	セレネース®細粒　1回0.3または0.5mg（1日1〜4回）
シチコリン	1	シチコリン1,000mg静注
抑肝散	3	抑肝散　1日1〜3包
クロルプロマジン	3	ウインタミン®細粒　1回4〜6mg（1日1〜4回）

セレネース®：歯車現象（−）の患者に第一選択となる。
シチコリン：「頭部打撲後の意識障害」で保険請求可能。グルタチオンと併用してはならない。
抑肝散：パーキンソニズムの強い患者の第一選択。カリウム低値者には禁止。
ウインタミン®：パーキンソニズムでセレネース®が使いにくい患者や迷惑行動（警察や家族に電話するタイプ）のある患者に使う。セレネース®との併用も可能。

図5 妄想・幻視に対する抑制系薬剤のラインナップ
DLB：レビー小体型認知症，PDD：認知症を伴うパーキンソン病，PSP：進行性核上性麻痺

2 コウノメソッドの手法 ――"強い薬"を少量使う

厚生労働省は陽性症状を鎮静化する方法を提案していませんが，コウノメソッドでは，介護者を楽にさせる方法の普及が最大の課題と認識し，抑制系薬剤の取り扱いマニュアルをほぼ完成させました．その方法とは，若年の統合失調症患者に対して使用されるような強力な抗精神病薬を，高齢認知症患者にも使用できるよう，薬剤師が桁数を間違えかねないほどの少量の用量で設定し，安全・確実に陽性症状を消失させるものです．

たとえば，ピック病への第一選択であるクロルプロマジン（コントミン®）には100mg錠が存在するほどですが，コウノメソッドのピック病に対する基本セットは，**朝4mg＋夕6mg**，そしてフェルラ酸含有食品（弱）×2本となっています．クロルプロマジンの細粒（ウインタミン®）は10％細粒ですから，4mgというのは0.04gの重量であり，薬剤師が「40mgの誤りではないか」と疑義照会してくるほどの少量です．

60年以上前から存在するクロルプロマジンは非常に安価な薬剤であり，認知症医療費の増加抑制に一役買うものです．また，筆者の推奨以来，多くの医師が支持しています[1]．

DLBが扱いにくい疾患である理由は，歩行障害系でなおかつ陽性症状（妄想・幻視）があり，それらを両方とも治すことが難しいからです．神経内科医は，歩行障害が現れることを嫌ってセレネース®で妄想を消すという発想に賛同しません．精神科医は妄想を消失させることができますが，その薬で患者はさらに歩きにくくなります．

コウノメソッドはall or noneという考え方をしません．非常識な薬剤は，非常識な低用量で使用することで常識になります．また，DLBの薬剤過敏性は，薬がよく効くことの裏返しだと考えることで，活路がみえてきます．

ドネペジル（一種のドパミン阻害薬）さえ使わなければ，パーキンソニズムがあってもドパミン阻害薬を躊躇せず使えます．これによって幻視を消失させることができます．抑肝散を推奨するというきれいごとでは多くの患者は治りませんし，低カリウム血症や蕁麻疹発症のリスクが上昇します．

コウノメソッドでは，パーキンソニズムがあっても**セレネース®**を処方しますし，食欲改善のために**スルピリド（ドグマチール®）**も処方します．ただし，その量が重要で，セレネース®は細粒0.3mgまたは0.5mg，ドグマチール®は50mgを30日以内に限って使用可という条件を付しています．

DLB治療で根幹となる約束事は，①**ドネペジルを投与禁止とする**こと，②**リバスチグミンを認知機能改善に採用する**ことです．もちろん，認知症治療薬（中核薬）がドネペジルのみだった時代は，1mgとか1.67mgに調剤し，苦労して認知機能に対応していましたが，中核薬のラインナップが増えた今，あえてリスクを負う必要はあ

りません。ドネペジルを処方してしまうと，レボドパの必要量が増え，またセレネース®の必要量が増えるため，患者は悪化する可能性大です。

同様に，ピック病にもドネペジルは禁物です。シチコリン1,000mg静注によって妄想を減らすことができる場合もあります。生理的な方法で症状を抑えることができればそれが一番よいでしょう。

筆者からみれば，アリセプト®（ドネペジルの先発品）がDLBに適応拡大されたことについては，まったく理解できません。もちろん初期に限ればアリセプト®がとてもよいというDLB患者はいます。しかし，そのまま使い続けたあとはどうなるでしょうか。今一度，DLBの脳内の変容について考え直してみてほしいと思います。また，「PDDにリバスチグミン」は海外では常識です。

3 コウノメソッドの手法——説明書を用意する

外来で患者を診ていると，認知症患者本人はもとより，その家族も認知機能が落ちてきていたり難聴だったりします。そのため，患者家族に対する「説明書」を複数作成しておくのが便利です。診察時間の短縮にもつながります。

診断結果は「病状説明書」（**表1**）に○（マル）をつけるだけ。筆者の使用しているものは，この下に生活上の注意事項も書いてあり，該当するものにチェックするだけで済むようになっています。この説明書は，本人に告知したくない場合は，本人の背後から家族にそっと渡します。

表1 病状説明書（患者に渡す資料）

該当	予想される疾患名
	アルツハイマー型認知症
	レビー小体型認知症
	脳血管性認知症
	前頭側頭葉変性症（FTLD）：ピック病，意味性認知症，進行性非流暢性失語
	正常圧水頭症
	慢性硬膜下血腫・水腫
	パーキンソン病，認知症を伴うパーキンソン病
	進行性核上性麻痺
	大脳皮質基底核変性症
	皮質性小脳萎縮症，多系統萎縮症
	アルコール関連認知症
	原因不明の認知症，その他の認知症（　　　　　　　　　　）
	軽度認知障害
	非定型うつ病，双極性障害，自閉スペクトラム症

該当するものに○（マル）をつけて患者または家族に渡す。

リバスチグミン（リバスタッチ®パッチ，イクセロン®パッチ）は，約35％の患者がパッチにかぶれるので，かぶれが現れたときの対処法を書いた説明書を渡します（図6）。かぶれに対する対処法とは，パッチを足底に貼る，2枚に切りわけて2箇所に貼る，就寝前にはがす，などです。また，その他の副作用（易怒，吐き気）が起きたときには，パッチの1/4を切り捨てるよう伝えておきます。

初めてPD治療薬を服用するときは，吐き気を生じるリスクが高いので，レボドパ・カルビドパ（メネシット®）の後発品であるドパコール®の最低用量錠（50mg）を1回半錠で始めるのが安全であり簡便です（これをコウノメソッドでは，**ドパコール®チャレンジテスト**と呼んでいます）。それでも副作用（吐き気のほか，妄想やハイテンション）がみられたら，カッターで錠剤を1/4にするよう指示しますが，この説明書もあると便利でしょう（図7）。

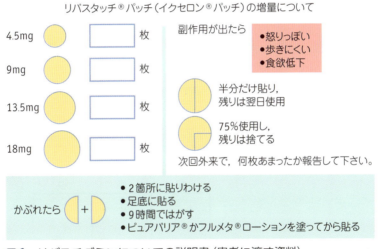

図6　リバスチグミンについての説明書（患者に渡す資料）

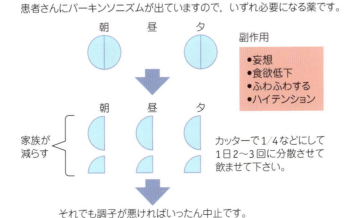

図7　ドパコール®についての説明書（患者に渡す資料）

コウノメソッドでは，アパシーなどの陰性症状にシチコリン静注が利用できない状況で，アマンタジンを朝75〜125mg（あるいは昼も追加）など，午前中に高濃度投与して活気を出させる手法を，先発品の名を冠して**シンメトレル®ロケット**と呼んでいますが，当然ながら，この投与方法にはハイテンションを生じるリスク（副作用）がありますし，原因不明の体調不良も起こしうるため，そのような症状が現れたら，薬を減らすか中止してよいことを記した説明書もあるとよいでしょう（**図8**）。

これらの薬剤や抑制系薬剤を開始する際には，いずれも出現しうる副作用をあらかじめ家族に伝えておき，症状が現れたら家族が自ら用量を適宜加減するように指示をしておきましょう（家庭天秤法）（**表2**）。

なお，自費点滴（コウノカクテル）を実施する場合は，同意書があったほうがよいでしょう。なぜ自費となるのかを納得して頂くとともに，何らかのトラブルが生じたときのために，家族の承諾（サイン）を得ておくのがよいでしょう（**p.40**の**図7**参照）。

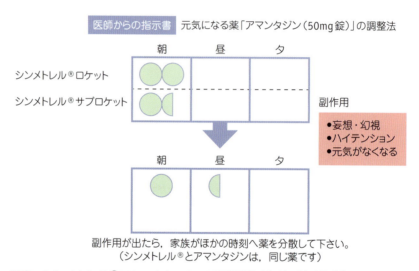

図8 シンメトレル®ロケットについての説明書（患者に渡す資料）

表2 家庭天秤法（医師の指示の範囲で家族が適宜加減する）

ウインタミン®6mgが1包　　　　よく使われるパターン

朝	昼	夕	1日包数
2	2	2	6
2	1	2	5
1	1	2	4
1	0	2	3
1	0	1	2
0	0	1	1

ピック病への抑制系薬剤は①クロルプロマジン（ウインタミン®6mg細粒，コントミン®12.5mg錠），②ジアゼパム（セルシン®1mg），③クエチアピン（クエチアピン12.5mg錠「アメル」），④プロペリシアジン（ニューレプチル®細粒3mg）の順で使用する。

4 マルチスライスCTの活用

　認知症の画像検査は，長い撮影時間や巨大な音で患者にストレスがかかるMRIよりも，**マルチスライスCT**を最初に行うべきです。脳虚血より脳萎縮タイプの患者のほうが多いので，皮質萎縮の読影はCTのほうがしやすいです。なぜなら，MRIでは脳溝がすべて写り込んでしまうのに対して，CTでは病的な脳溝だけを観察しやすくなるからです。

　その観点から，本書でもCT所見についてしか解説をしていません。ただし，CTでは多発ラクナや脳腫瘍を見落とすことがあり，5％くらいの患者では，MRI，MRAを確認しておいたほうがよい場合もあります。また脳萎縮か慢性硬膜下血腫（CSH）かの鑑別ができないときは，MRIの強調画像でわかります。

　当院では16列マルチスライスCTを採用しており，患者が検査台に乗っている時間は約2分，撮影時間は30秒ほどです。ちなみに，この短時間の検査でも体動する患者はピック病の可能性が高いです。

　図9のように，水平断，矢状断，冠状断から疾患の特異所見を探し出します。決定的所見とは，ATDにおける**海馬だけが萎縮**，ピック病における**前頭側頭葉のセット萎縮**，脳血管性認知症（VD）における十分な規模の**虚血巣**，NPHにおける**DESH所見**（円蓋部での脳溝消失とシルビウス裂の開大），そしてDLBにおける**穏やかな前頭葉萎縮**はほかの疾患を除外して初めてみえてくるものです。

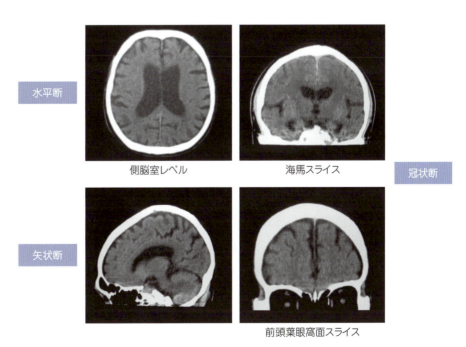

図9　アルツハイマー型認知症のCT画像

このように，マルチスライスCTは認知症診療において非常に有用であることから，一度は検査を外部に依頼して行うべきでしょう。

ほかに外注する価値のある検査として，**MIBG心筋シンチグラフィ**があります。アイソトープの心臓への取り込みが病的に少ない疾患（PD，DLB）ではH/M（心臓／上縦隔）比が大方1.6以下で，正常取り込みを示す疾患（PSP，CBD，ATD，FTLD）と80％の精度で鑑別可能です。

早期像と後期像（4時間後）の両方を撮影する必要はなく，患者の苦痛を避けるために，依頼時には「後期像は不要」と伝えて下さい。

混合型認知症とわかっていて脳血流シンチグラフィを依頼するのはナンセンスです。医療費を浪費するのは控えましょう。

5 看護師への点滴依頼について

コウノメソッドにおいて，点滴療法は今や欠かせない手法のひとつですが，住まいが遠方のため，自費点滴に通院できない患者の場合には，近隣の地域包括支援センターに所属する看護師に依頼すると，対応してくれる場合があります。まずは当該の地域包括支援センターに「点滴依頼箋を発行したら，点滴を打ちに行ってくれるかどうか」を確認し，受け入れがあれば点滴指示箋を発行します。薬剤（グルタチオン，シチコリン，ソルコセリル®）や点滴・静注セットは適当な価格で家族に購入してもらい，自宅に置いておいてもらいます（ビタミンCは要冷蔵であるため，筆者は持ち帰らせていません）。

グルタチオンのみ粉末ですが，ほかの製剤と同時に使用する場合は，静脈の出ない高齢者に対しほかの製剤の液体でグルタチオンを溶解して2箇所に筋注してもかまいません。筋注を行っても皮膚にトラブルが起こることはありません。

筆者が10年前から行っているのは**シチコリンの単独静注**です。傾眠で動かない，食べられない在宅高齢者に実施すると，看護師が帰るまでには目を覚ましてお礼を言ってくれます。この奇跡のような出来事に，訪問看護師は非常に感動して協力してくれるようになります。

シチコリン1,000mgは保険診療内で認められる用量であり，脳卒中，頭部打撲後の意識障害といった状態であれば適用となります。ただし，同じ月に何度も行ったり，大勢の患者に行うとレセプトがカットされる可能性があります。

シチコリン単独投与を保険診療で行う場合は，点滴手技は認められないことがあるため，静注とします。通常では，生理食塩水や5％ブドウ糖液で稀釈して注入します。ただし，カクテル点滴を施行しながらシチコリンだけ保険請求することは避けて下さい（混合診療になります）。

グルタチオン高用量やソルコセリル®を効かせたい場合は，自費になりますので，クリニックから派遣する看護師の訪問行為に対して保険は使えません。そのような点も考慮して料金を設定します。

　グルタチオン点滴が効果を示す歩行障害系認知症の患者では，N-アセチルシステイン（1日1,800mg）の摂取によって点滴の効果が持続したり，あるいはN-アセチルシステインのみでも足が前へ出やすくなったりします。点滴が実施できない場合の推奨サプリメントです。

6　コウノメソッドとは何なのか

　概要編の最後に，そもそも「コウノメソッドとは何か」を述べておきたいと思います。

　2007年から筆者がインターネットで公開している**認知症薬物治療マニュアル**が「コウノメソッド」です。これまでほかの医師が考えなかった理念の上に，「難病を治すには，保険診療の範囲のみでは限界がある」という明確な割り切りをし，きれいごとを並べないという信念のもとに，毎年長足の進歩を遂げて発展してきました。

　コウノメソッドの三本柱は，①**介護者保護主義**，②**家庭天秤法**，③**サプリメントの活用**です。患者の陽性症状から介護者を救うために，抗精神病薬（抑制系薬剤）を躊躇なく処方します（介護者保護主義）。それに伴う過鎮静のリスクについては，介護者に薬剤の調整法を助言し，介護者自らが分量を加減することを医師から指示することで防ぎます（家庭天秤法）。また，重度であろうとも「何が何でも治したい」という家族の要求に応える目的で，サプリメントや自費の注射なども活用します（サプリメントの活用）。

　医療保険制度は，国民の寿命を長くしたものの，難病に対する薬剤の使用を制限し，治療をあきらめさせる原因にもなっています。コウノメソッドは，患者家族の希望に対し，自費診療をもってしても改善度の高い治療法を推奨し，その分ほかの治療手法より間違いなく改善率の高いメソッドであることを自らに課して進化してきました。

　コウノメソッドがほかの治療手法より優れる点は，**強い陽性症状を副作用なく制御する処方技術**，そして**歩行能力を改善させる手法があること**の2点です。そのために，50年以上前に開発された抗精神病薬の用量を高齢者向けに再設定し，そして，それはあたかも，認知症に対する新薬を作り出したかのような結果を生んでいます。それがクロルプロマジンでありハロペリドールです。精神科医以外の医師でも安心して参入できるように，1回量から1日最高量まで細かく規定し，使用する薬の優先順位も設定しています。

　次に，パーキンソニズムをもつ患者に対する処方，また，神経難病に対する前医の誤った処方を修正するために，PD治療薬の推奨薬を**レボドパ・カルビドパ（ドパコー**

ル®，メネシット®），レボドパ・ベンセラジド（マドパー®），ペルゴリド（ペルマックス®）の3剤のみに限定し，薬剤選択で医師が迷わなくてよいようにしました。さらに，レビースコアとピックスコアがともに高い患者群を**LPC症候群**と位置づけながら経過を観察していくことで，PSP，CBD，MSAの診断ができるようにしました。

コウノメソッドに沿って認知症診療を行うことで，医師は**鑑別診断の楽しさ，治せる自信**を獲得し，臨床医としてのモチベーションを上げることにも役立っています。診察手技はアナログで，画像に頼りすぎず，それでいて病状変容にも柔軟に対処できるようになっており，教科書のない高齢者医療のあり方をも提案しています。

コウノメソッドを実践していると，目の前に昭和初期の先輩医師が現れて，診察手技を教えてくれるような錯覚に陥ることでしょう。高度機器なしでも患者を治せるという事実を示すことで，筆者は改めて，**認知症を担当するべきはプライマリケア医**なのだと断言することができます。

用法・用量にとらわれず，個別化医療を念頭に処方すること，薬剤のもつリスクを分散させる方法や効果を増強させるアイデア（シンメトレル®ロケットなど）も，個々の薬剤のもつよさを発揮させるのが臨床医の仕事であることを改めて認識させることでしょう。西洋医薬では行き届かない部分には漢方薬やサプリメント，自費点滴も導入していますが，その結果，認知症以外の**神経難病**や**小児精神科領域**へも守備範囲を広げています。

● **文 献**

1) 山口晴保：紙とペンでできる認知症診療術—笑顔の生活を支えよう．協同医書出版社，2016．

I章 実践にあたって

　コウノメソッドは，精神科や神経内科の教育を受けていない医師でも**短期間に認知症の診断・治療ができるようになるための薬物治療の方法論**です。特徴は，**画像検査なしでもおおよそ85％を鑑別診断**でき，**処方に直結したキャラクター分類**を行うことです。

　処方の特徴は，必ずしも用法・用量通りでなく，患者個々に合わせてアレンジし，**薬のよさを最大限に引き出したり，副作用を出さない工夫をしたりすること**です。

1　使うべき薬剤

　コウノメソッドで使用を推奨している薬剤について説明します。

　まず**図1**を見て，認知症の症状は**中核症状，周辺症状にわかれている**という認識をもって下さい。

　周辺症状は中核症状から派生するものですが，中核症状を治せば自然に消失するものと安易に考えることはできません。たとえば，ドネペジル3mgで幻視が消失することがありますが，さらなる改善を期待して5mgにすると悪化することがあります。中核薬（認知症治療薬）で**偶然に頼って周辺症状を消すというギャンブル処方はしない**で下さい。

　コウノメソッドでは，**陽性症状には必ず「抑制系薬剤」を使って確実に症状を抑える**ことをめざします。もちろん，介護にあたる家族が「怒りっぽくても平気です」と言う場合，あえて抑制系薬剤を処方する必要はないのですが，中核薬を開始するとより興奮することが予想される点や，デイサービスでほかの利用者に迷惑をかける点も考慮します。

　もちろん，過鎮静予防に**家庭天秤法**（介護者が医師の指示のもとで，用量を加減する）を説明しておいて下さい。具体的には「ふらふらしたり，元気がなくなったりしたらすぐに薬を1段階減らして下さい」というように伝えます。過鎮静の意味がわか

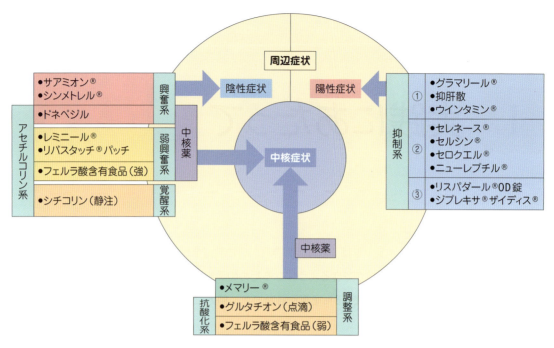

図1 認知症の標的症状とコウノメソッドにおける推奨処方（サプリメントを含む）

らない介護者なら，やはり14日ごとに来院してもらうのが望ましいでしょう。

1）抑制系薬剤

抑制系薬剤（抑制系）は，陽性症状を鎮めるためにコウノメソッドにおいて投与する向精神薬（抗精神病薬）の総称です。

(1) ピック系の患者に使う抑制系薬剤

ピック系の患者*の陽性症状には，以下の薬剤を使います。

> ① クロルプロマジン（ウインタミン®細粒，コントミン®12.5mg錠）
> ② ジアゼパム（セルシン®2mg錠）
> ③ クエチアピン（セロクエル®，クエチアピン錠12.5mg「アメル」）
> ④ プロペリシアジン（ニューレプチル®細粒）
> 〈頓用として〉リスペリドン（リスパダール®OD錠）またはオランザピン（ジプレキサ®ザイディス®5mg錠）。また，稀に抑肝散が効く患者もいる

① ウインタミン®，コントミン®：細粒の1回使用量は，4mgまたは6mgです。10％細粒なので，重量は0.04g，0.06gとごく微量です。薬剤師には桁を間違えないよう注意を促して下さい。1日最大量は75mg（コントミン®6錠）とし，これ以上

必要なときは，②のセルシン®を併用します。肝障害のある場合は使用不可。

②**セルシン®**：抗不安薬で，眠気が生じるため2mg錠の半分（1mg）を1回量とします。

③**セロクエル®**：糖尿病がある場合は使用不可。

④**ニューレプチル®**：①～④の中で，本剤だけ系統が違います（セロトニン阻害薬）。①～③の薬剤で奇異反応（服用により余計に興奮する）が現れた患者のためにラインナップしています。奇異反応が出た薬剤は全廃します。

頓用：**ジプレキサ®ザイディス®**は，OD錠よりさらに急峻に溶けるため，内服を拒否する患者でも飲ませやすいです。糖尿病がある場合は使用不可。

その他：稀にピック病でリスパダール®が合う患者もいますが，薬剤性パーキンソニズムには気を付けて下さい。

＊ピック病だという確証がなくても，急に怒る（スイッチ易怒），暴力，徘徊，不眠など，同居者が強いストレスを受ける陽性症状がある場合をピック系と認識して処方する。アルツハイマー型認知症でもフロンタルバリアント，レビー小体型認知症でもLPC（レビー・ピック複合）に近い患者（わがままで攻撃的）はここに含まれる。

(2) アルツハイマー型認知症，脳血管性認知症の患者に使う抑制系薬剤

アルツハイマー型認知症（ATD）や脳血管性認知症（VD）の陽性症状には，以下の薬剤を使います。

---
① チアプリド（グラマリール®）
② ハロペリドール（セレネース®）
③ クエチアピン（セロクエル®，クエチアピン錠12.5mg「アメル」）
④ プロペリシアジン（ニューレプチル®）
---

①**グラマリール®**：ATD，VDへの抑制系薬剤として，まずは①グラマリール®25mg錠を使用します。1回25～50mg，1日150mgまでです。副作用でふらつくほどになることはめったにありませんから，抗精神病薬の使用に慣れない医師はここから始めましょう。適応症は脳梗塞後遺症となっています。

②**セレネース®**：レビー小体型認知症（DLB）やATDなどの妄想・幻視に使用します。これらにはパーキンソニズムはないはずなので，比較的安心して使えます。

③**セロクエル®**：後発品に12.5mg錠（クエチアピン錠12.5mg「アメル」）があるので便利です。1日6錠までです。ただし糖尿病がある場合は使用不可。通常は①または②に併用します。近年，抗精神病薬は2剤までの処方制限があります。

④**ニューレプチル®**：①～④の中で，本剤だけ系統が違います（セロトニン阻害薬）。①～③の薬剤で奇異反応（服用により余計に興奮する）が現れた患者のためにラインナップしています。奇異反応が出た薬剤は全廃します。

その他：外来で，多弁で周囲に迷惑をかけているような患者には，ヒドロキシジン（アタラックス®-P）注射液（25mg/1mL）の筋注も効果的です。よほど慣れている場合でも，セルシン®5mg/1mLは筋注にしておきましょう。静注は呼吸を抑制するため危険です。

(3) 抑制系薬剤が合わない患者の場合

抑制系薬剤が合わないという患者には，**フェルラ酸含有食品（弱・顆粒タイプ）** を勧めます。1日2～3回摂取することで，いずれ穏やかになります*。精神科病棟入院中で，強い抗精神病薬で落ち着かない患者でも，このサプリメントを併用すると早期退院が可能になることが多いです。1日何本までといった規定はありません。コウノメソッドにおいて「調整系」に位置づけられるもので，陽証の患者には静穏に働き，陰証の患者には元気にさせる方向に働きます。

＊フェルラ酸含有食品は2017年現在，全国で約1,000人の医師が採用している。

(4) シチコリン注射の活用

せん妄がかった陽性症状には，観察が可能な環境であれば，一度シチコリン500mgを静注してみます。覚醒することで穏やかになる場合があります。1,000mgではハイテンションになるリスクがあるため，初回は500mg以下とします。後発品には250mgアンプルもあります。

(5) 睡眠障害に対する処方

コウノメソッドでは，睡眠障害には，**睡眠導入薬を2剤まで使用可**としています。また，抗うつ薬で寝かせることは原則として禁止しています。

外来の混雑緩和の点からは30日制限のある薬も使いにくいので，コウノメソッドでは以下のような処方が多くなっています。

> ①ニトラゼパム（ベンザリン®）5mg錠を1～2錠
> 効果が得られなければ
> ②リルマザホン（リスミー®）2mg錠を1錠追加

2剤でも眠れない場合は抗精神病薬を追加します。この場合には，**ウインタミン®6mgかクエチアピン錠12.5mg「アメル」** を推奨します。ベンザリン®7.5mgがちょうどよいという患者もいるので，その場合は1.5錠の服用とするのも手です。

頻尿のために眠れない場合は，イミダフェナシン（ステーブラ®）0.1mg錠を2錠併用しますが，男性の場合，前立腺肥大のために尿閉になることがあるので，その場合はすぐに1錠に減らすよう説明しておきます。

2) 興奮系薬剤

興奮系薬剤（興奮系）は，元気，食欲，歩行の改善のために陰証の患者に使う薬の総称です。

(1) ニセルゴリンとアマンタジン

興奮系薬剤としては，**ニセルゴリン（サアミオン®）**，**アマンタジン（シンメトレル®）**を使います。パーキンソニズムのある認知症にはレボドパが興奮系として働くことがあります。

①**サアミオン®**：脳血管性うつ状態には最初に試みたい薬です。不眠の患者には夕方以降には服用させません。

②**シンメトレル®**：普通に処方するとほとんど効果がみられませんが，朝や昼に重点的に処方すると覚醒しやすくなります。コウノメソッドではこの手法を**シンメトレル®ロケット**と呼び，シチコリン静注ですら効かない患者に効く場合があります。シンメトレル®はパーキンソン病（PD）治療薬の一種でもあり，薬剤性ジスキネジアを起こしやすい患者にも安心して使えます。DLBにおいては，幻視・妄想を増悪させる薬となるため，用量設定が肝心です。

(2) その他の興奮系薬剤

ドネペジルは中核薬ですが，興奮系であり，ピック系の患者には，コウノメソッドでは禁止としています。DLBのように元気のない患者には，1.67mg程度ならよく効きます。薬剤性パーキンソニズム（歯車現象の有無）を毎回チェックすることができるなら処方可ですが，中核薬のラインナップが増えた今，あえてリスクを負う必要はないでしょう。

また，抗うつ薬が興奮性を秘める場合があります。大うつ病と思われながら，実は短期間の躁期がある場合（実際は双極性障害），選択的セロトニン再取り込み阻害薬（SSRI）で暴力的になることが報告されています。

つまり神経伝達物質は，**GABA以外はすべて興奮系**です。アセチルコリン，ドパミン，セロトニンは興奮系の位置づけです。

ただし，シンメトレル®ロケットには奇異な副作用があり，だるい，食べられないという陰性の副作用が起こりえますから，副作用を疑ったら中止して下さい。

(3) シチコリンによるハイテンション

シチコリンは，コウノカクテルとして点滴した際に，併用するグルタチオンが1,000mg以上の場合に相乗効果で**ハイテンション**を生じさせる可能性があります。グルタチオンが主体となって効いている患者（グルタ組）なら，シチコリンは250mgに減量してもかまいません。

シチコリン単独でもハイテンションになる患者［特に，レビー・ピック複合（LPC）］

は，250mg，500mgを選択して下さい。グルタチオンが効かずシチコリンで治したい患者（シチコ組）に対しては，単独で2,000mgまで投与します。ただしこの用量の場合，保険診療の範囲では行えません（保険適用になるのは1,000mgまで）。

(4) うつ状態への対処

うつ状態には，食欲低下があれば**スルピリド（ドグマチール®）** 50mgを30日以内に限定して投与します。食欲はあるが朝の頭痛，やる気のなさ，便秘の悪化など，大うつ病のパターンを示す認知症患者に対しては，**セルトラリン（ジェイゾロフト®）** 25mg（夕）を使用します。

また，サプリメントとして，ルンブルクスルベルス含有食品が起死回生にうつ状態をよくすることがあります。1回2カプセルを1日2〜3回摂取します。本来は動脈硬化の解消に役立つサプリメントですが，精神科医によってうつ状態に高い改善率を示すことが見出されています[1]。また，フェルラ酸含有食品が記憶に対して十分に作用しない場合，このサプリメントがマッチすることもあります。アパシーなら，シチコリンのサプリメント（CDPコリン）250〜750mgを用いることで改善が期待できます。

3) 中核薬

(1) 4つの中核薬

コウノメソッドでは，リバスチグミン（リバスタッチ®パッチ），ガランタミン（レミニール®），ドネペジル（アリセプト®），メマンチン（メマリー®）の4剤とも使用します。**前3者は併用できない規則があります***。

アセチルコリンとドパミンは天秤関係になっており（**図2**），DLBはその両方が低下する疾患ですから，既にパーキンソニズムが少しでも生じている段階の患者には，アセチルコリンだけを補ってはならないのです。

図3は，前医がATDだと思ってドネペジルを処方していた患者にトラブル（副作用）が起こり来院したときの対処法をまとめたものです。ドネペジルは使い方を誤るといわば"トラブルメーカー"になるため，対処法は必須のテクニックです。

＊保険診療ではいずれもATDの病名が必要となる。またドネペジルは，先発品のアリセプト®のみが，2014年にDLBに対する適応を追加承認されている。そのため現時点では，DLBと記載すると，先発品しか処方できない。アリセプト®はDLBに対して10mgまで使用可とされているが，副作用（歩行不能，心停止）が心配される。必ず患者の歯車現象を調べて，陽性であればパーキンソニズムを悪化させるため処方は禁止とする。

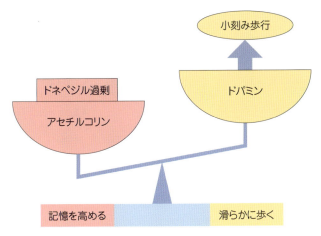

図2 アセチルコリンとドパミンの天秤関係（DLBにドネペジルを5mg処方してしまった場合のイメージ）

リバスチグミン（リバスタッチ®パッチ）の場合は，最高用量の18mgで初めて薬剤性パーキンソニズムが出てくる患者が散見される程度である。
DLB：レビー小体型認知症

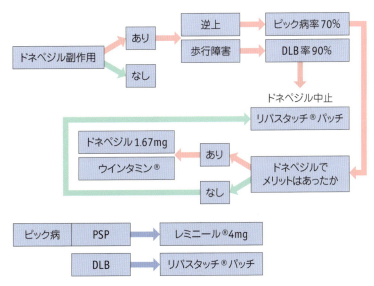

図3 アルツハイマー型認知症と診断されている患者の処置
DLB：レビー小体型認知症，PSP：進行性核上性麻痺

(2) 増量規定と少量処方

図4には，中核薬4成分の欠点をまとめました。4成分は共に事実上の増量規定がありましたが，「抗認知症薬の適量処方を実現する会」などの働きかけが実り，2016年6月には，厚生労働省から中核薬の少量処方を認める事務連絡が発出されました。

リバスタッチ®パッチでは9mg，レミニール®では8mg＋8mg，ドネペジルでは5mg，メマリー®では10mgというように，2段階目まで増量すればレセプトがカッ

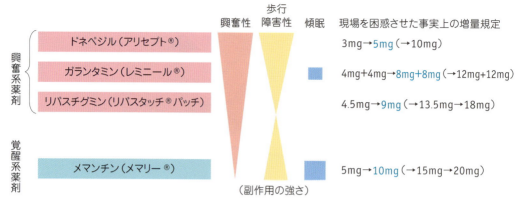

図4 中核薬4成分の欠点

2016年の厚生労働省事務連絡により，低用量処方も認められたが，長期処方の場合は念のため少量投与の理由を記したほうが無難である。2段階目（青字の用量）まで増量すればレセプトをカットされることはない。

トされることはありません。言うまでもないことですが，処方することと実際に患者が服用することは別問題です。患者家族には，**副作用（易怒，食欲低下，歩行困難感，傾眠）が起きているのに無理に飲む必要はない**と説明しておきましょう。

①**ドネペジル**：基本的には記憶改善力がしっかりした薬なので，1mg細粒でも足りる患者がいます。

②**リバスタッチ®パッチ**：患者の状態に合わせて適宜用量を調整します。パッチをハサミで切っても問題は起こりません。薬剤性パーキンソニズムは起こりにくい薬ですが，投与量が18mgになると散見されます。基本的には13.5mgまでで増量を停止しましょう。

③**レミニール®**：4mg内用液が内服量を調整しやすいでしょう。レミニール®4mg錠を4錠処方すると，8mg錠を2錠処方するより薬価が高くなるためレセプトをカットされる可能性がありますが，内用液4本なら薬価が同じであるためカットされません。8mg（朝）＋12mg（夕）という処方は認められると思います。

④**メマリー®**：5mg錠を2錠処方してもまずカットされることはないと思います。

ドネペジルとリバスタッチ®パッチは，最初の3カ月で効果がなければその後効き始めることはありませんが，レミニール®とメマリー®は2年単位の使用で効果がみられる場合があり，ほかに確率の高い改善法がない場合は，長期使用してもよいと思います。

(3) 中核薬の特徴のまとめ

中核薬の特徴と使い方を端的にまとめると，次のようになります。すなわち，ドネペジルは切れ味がよい薬ですからドパミン阻害，易怒の原因になることを認識し，**病状を観察しながら低用量で維持**するのがコツです。レミニール®は初期の嘔吐を起こ

さないよう工夫して使用しましょう。メマリー®は軽度の認知症に使用すると認知症が悪化しますが，易怒のコントロールができないピック病にマッチすることがあります。なお，レミニール®とメマリー®は，**服用により眠気が現れます**。リバスタッチ®パッチは，かぶれだけが問題ですが，稀にパーキンソニズムを悪化させることもあり，基本的には13.5mgで増量をとめるものです。

なお，中核薬の世界でのシェアはリバスチグミンが1位です。

4) パーキンソン病治療薬

(1) コウノメソッドにおける推奨薬

患者の高齢化に伴い，プライマリケア医もPD治療薬を処方しなければならない時代です。コウノメソッドでは，神経内科学を学んでいない医師でもPD治療薬を処方しやすいように，**使用すべき薬剤を原則3つに限定して推奨**しています。選択すべき順に示します。

---

①レボドパ・カルビドパ（メネシット®，ドパコール®）
②ペルゴリド（ペルマックス®）
③レボドパ・ベンセラジド（マドパー®）

患者に**歯車現象**があり，**前方突進現象**が現れたら，**ドパコール®**を開始します（ドパコール®には，先発品のメネシット®にはない50mg錠があり，少量から投与したい場合に簡便であるため使用）。ドパコール®がマッチしない場合，あるいは効果が薄い場合は，ペルマックス®かマドパー®を追加します。

前医の処方薬の種類が多すぎてジスキネジアを生じている場合は，少しずつPD治療薬を減らしたり，ドパコール®に切り替えていくと，半年程度で改善していきます。

(2) オプションの治療薬

最初の一歩が出ない患者〔進行性核上性麻痺（PSP）に多い〕，多系統萎縮症（MSA）の起立性低血圧には，オプションとして**ドロキシドパ（ドプス®）**の使用を認めています。シンメトレル®の使用も可能です。

これら以外のPD治療薬は，コウノメソッドでは原則自らは処方しませんが，エンタカポン（コムタン®）など前医が処方していた薬で，減薬すると動けなくなる患者の場合は，もちろん中止しないで下さい。

どの薬剤を使っても，食欲不振，浮遊感などの副作用が出てしまう場合は，サプリメントのN-アセチルシステインの使用を勧めます。摂取により足が前に出やすくなります。

2 書類の準備

　　　　加齢に伴う難聴や理解力低下のため，患者だけでなく，付き添いの介護者ですら医師の説明をすぐに理解できないことがあります．特にコウノメソッドでは，介護者に内服量の調整を指示することがあるため，「概要編」でも解説した通り，診察時間短縮のためにも，説明書をあらかじめ用意しておくと便利です．

1) カルテと問診票

　　　　カルテの表紙には，患者の氏名や住所，介護者の携帯電話番号，アレルギーの既往などを記載するのは一般的ですが，筆者は，カルテ表紙の下半分を簡単な問診票にしてあります．介護者に記入してもらい，この部分を見ただけで大方7割は病型鑑別できるようにしています（**図5**）．

　　　　患者の初診時の写真を一緒に貼っておくと，病状変化の察知や行方不明になったときの捜索，患者取り違え防止に役立ちます．

2) 病状説明書

　　　　CT検査を行っても行わなくても，その日に判断した病型に○（マル）をつけて渡します（p.20の**表1**参照）．決定できない場合は，複数の疾患名の前に△を書けばよいでしょう．このムンテラ用紙のメリットは，本人に病名を知らせたくないときには家族に渡せば伝えられることです．

3) 家庭天秤法説明書

　　　　陽性症状をどの程度制御したいかは，介護者によって違います．ですから過鎮静と思われたら介護者が適宜内服を間引きするよう指導します．すなわち**家庭天秤法**です．そのための説明書も用意しておくのが便利です（p.22の**表2**参照）．

　　　　なお介護者の中には，用量を自ら加減することが困難な人もいるので（全体の2割程度），その場合には天秤法は指導せず，安全な用量で処方し，頻回に来院してもらうようにします．

　　　　また，天秤法を行う場合，仮に抑制系薬剤を2種類処方していても，介護者が混乱しないよう，**加減するのは1種類だけ**に固定します．たとえば，コントミン®1日3回は固定にしておいて，セルシン®半錠は1日0～3回の中で調節してもらう，という形にします．

　　　　介護施設の職員が加減する場合は，「施設天秤法」と呼ぶのもよいでしょう．これを実施できる施設は約8割で，ピック病の患者でも精神科病院に入院させずに済むようになります．

受診申込書　　　　　　　　　　　　　　　　　　　　　　　　平成　　年　　月　　日

フリガナ	
氏　名	
生年月日	明治・大正・昭和・平成　　　年　　　月　　　日　　　男・女
住　所	〒
電話番号	（　　　　　）　　－
携帯電話 （付き添いの方の連絡先）	－　　　　－　　　　　　※必ずご記入下さい
今のお住まい	・自宅　　・施設 　　　　　（施設名　　　　　　　　　　　　　　　　）
アレルギー （薬・食物）	ある（　　　　　　　　　　　　　　　）　なし

もの忘れなどに関する問診（同行されている方がいる場合，その方がご記入下さい）

1. もの忘れが多くなったり，性格が変わってきたのはいつ頃ですか。
　　　　平成　　　年　　　月頃（　　年　　カ月前）

2. もの忘れ以外に下記の症状はありますか。
　　該当するものすべてに○をつけて下さい。
　　　・ない
　　　・ある　ア　落ち着かない　　オ　怒りっぽい
　　　　　　　イ　性格の変化　　　カ　被害妄想
　　　　　　　ウ　買い物のミス　　キ　幻視・幻聴
　　　　　　　エ　もの忘れを認めない

3. 上記以外の症状はありますか。
　　　・ない
　　　・ある　ア　病的に転びやすい
　　　　　　　イ　食事によくむせる
　　　　　　　ウ　日中寝てばかりいる

4. 既往歴があれば○をつけて下さい。
　　　ア　脳の手術　　　　カ　大血管の病気
　　　イ　てんかん　　　　キ　肺結核・肝炎
　　　ウ　甲状腺の病気　　ク　うつ病
　　　エ　胃切除
　　　オ　脊髄・脊柱管・脊柱の病気

5. 介護保険は申請（認定）されていますか。
　　　ア　認定済み
　　　　　ランクは→【要支援　1　2　要介護　1　2　3　4　5　】
　　　イ　認定待ち
　　　ウ　申請していない

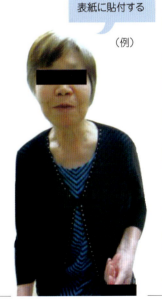

初診時の写真を表紙に貼付する

（例）

図5　カルテ表紙（問診票）

天秤法を実施できない施設というのは，施設長がスタッフに加減させない方針であったり，あるいはスタッフの入れ替わりが激しく，熟練者や看護師がいない施設であるなどの理由が多いようです。

4) シンメトレル®ロケット説明書

先にも説明した通り，患者がアパシー（無為）のときに，朝や昼にシンメトレル®を多めに服用させて覚醒させる手法を**シンメトレル®ロケット**と呼びます。1日総量は規定の300mgを超すものではありません。この手法を説明する資料も作成しておきましょう（p.22の図8参照）。もし副作用が現れたら1回量を減らすように説明しておきます。シチコリン静注ですら効かなかった患者が覚醒することがある一方，興奮系薬剤であるはずが，だるく，元気がなくなる副作用（奇異反応）もありうることには注意しましょう。

5) ドパコール®チャレンジテスト説明書

パーキンソニズムに対する第一選択はメネシット®，ドパコール®です。歯車現象が明確にあること，前方突進現象が1回でも起こったときが開始のタイミングです。ドパコール®50mg錠の半錠（25mg）で開始します。副作用が出たらさらに減らすように説明します（p.21の図7参照）。

3 フェルラ酸含有食品について

1) フェルラ酸含有食品の種類と使い方

筆者が使用しているフェルラ酸含有食品は原則として医療機関でのみ購入が可能で，医師の指示に基づいて摂取することとされているものです。このフェルラ酸含有食品には，配合成分の違いで，ガーデンアンゼリカ系とバコパモニエラ系の2系統があります。

フェルラ酸は抗酸化，ガーデンアンゼリカはアセチルコリン賦活を担います。後者には興奮性があり，それを歩行・嚥下の改善に利用します。ですから易怒性の強いピック病，薬剤過敏性のあるDLBや健常者にはガーデンアンゼリカの配合量が少ないものから始めます。

ガーデンアンゼリカ系では，フェルラ酸（F）とガーデンアンゼリカ（G）の配合比が同等なフェルラ酸含有食品（強）と，F：Gの配合比が5：1のフェルラ酸含有食品（弱）に大別されます。

フェルラ酸含有食品（強）は，F：G＝100：100の顆粒タイプ，F：G＝50：50の

粒タイプがあります。前者1本が後者2粒と同じ力価になります。

フェルラ酸含有食品（弱）は，F：G＝100：20の顆粒タイプ，F：G＝50：10の粒タイプがあります。前者1本が後者2粒と同じ力価になります。

配合比がF：G＝10：1のタイプ（F：G＝100：10の顆粒タイプ）もあります。特に興奮性（易怒性）の強い患者に適しています。

バコパモニエラ（B）系は1種類で，興奮性はなく，主に発語をめざす場合に用います。多くの場合，ガーデンアンゼリカ系と併用し，1日1～3本摂取します（**図6**）。

2）フェルラ酸含有食品の安全性

何歳からフェルラ酸含有食品の摂取が可能かを検討したデータはありませんが，筆者の経験では，5歳の多動症の児の摂取例が最も低年齢で，摂取は有用でした。成人での安全性については，50歳代男性（ピック病）でF：G＝100：20の顆粒タイプを1日60本（1箱），毎日数年間摂取したケースがありますが，健康被害は出ていません。

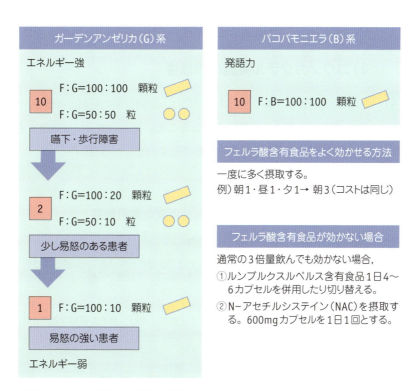

図6 フェルラ酸含有食品の選択方法

4 点滴療法について

コウノメソッドは，あらゆる手段を使って改善率を上げていく戦略ですから，**自費診療の手助け**も必要と割り切っています。ここでいう自費診療とは，サプリメントと**点滴療法**です。

点滴療法は，**歩行改善や覚醒のため**に行います[*1]。すでに説明している通り，グルタチオン，シチコリン，幼牛血液抽出物（ソルコセリル®）を用います[*2]。保険適用となる用量はそれぞれ大方，200mg，1,000mg，4mL程度であり，この用量ではグルタチオン，ソルコセリル®は歩行障害には効果を示さないため，自費診療での対応となります。

これらを患者個々に効果が出る配合で点滴または静注することを**コウノカクテル**と呼びます。DLBの傾眠などに**シチコリン単独静注**（稀釈は許される）は必須[*3]であり，この治療法は「頭部打撲後の意識障害」などでほとんどの場合保険適用となりえますが（ただし点滴は認められないことがある），グルタチオン高用量と併用して投与する場合は混合診療になりますから，保険診療日以外に行い，全額自費として下さい。

1) コウノカクテル実施の同意書

コウノカクテルを施行する際には，保険診療の範囲では改善が見込めない病態であること，そのため自費診療になること，保険診療日には実施できないことを説明し，同意書にサインしてもらっておくとよいでしょう（**図7**）。

自費点滴同意書

患者（　　　　　　　）様

　診察の結果，保険薬では十分には改善が見込みにくい病態ですので，保険外になりますが，保険診療日以外にお越し頂いて自費で抗酸化点滴を受けられることを提案いたします。

　もともと体にある物質を多めに静脈注射や点滴するだけで，目立った副作用はないと思います。この治療によって，覚醒，歩行，痛みの軽減などが6割以上の方に期待できます。本日注入する物質は下記のものです。
　　　グルタチオン　　シチコリン　　ソルコセリル®　　ビタミンC　（○をつける）
　料金は，内容を変えるごとに変わりますが，5,000円以上になることは少ないです。以上のことを了解して頂き，ご家族のサインをお願いいたします。
　今後，何回打たれても，同意書はこの1回で結構です。ただし，医師の判断で配合は変更されます。

平成　　年　　月　　日　　患者との関係（　　　　　　　）
　　　　　　　　　　　　　お名前　　（　　　　　　　　　　　　）

説明した医師　（　　　　　　　　　　）

図7 自費点滴同意書

2）料金の設定

　コウノカクテルの料金は各医師が自由に設定できます[*4]。サプリメントは先発品を推奨していますが，点滴製剤はソルコセリル®以外は後発品でも効果が得られ，問題がないことを確認済です。

　筆者の場合，グルタチオン点滴で効果が出ている患者には，点滴頻度を減らすために，サプリメントのN-アセチルシステインを患者各自で購入してもらうことを勧めています。この際，よく似た名前のサプリメント（L-システインなど）もあるので間違えないように注意を促します。シチコリン静注の代用には，筆者はサプリメントのCDPコリン（シチコリンカプセル）を活用しています。

*1　点滴成分の詳細については，拙著『コウノメソッドでみる 認知症の歩行障害・パーキンソニズム』（日本医事新報社，2017）を参照されたい。
*2　グルタチオンの効果延長作用を期待して，ここにビタミンC（1,000mg程度）を添加することもある。
*3　シチコリン注射液の常備はコウノメソッド実践医の加入条件となっている。
*4　コウノメソッド実践医には，美容目的でない限りなるべく高額にしないよう要請している（p.131の**表3**参照）。

5　認知症外来の準備

　筆者は1991年から認知症外来を行ってきました。四半世紀の間に積み重ねた，認知症外来にあらかじめ必要な配慮を述べておきます。

1）スタッフ教育

（1）事務員への指導

　事務員には，1人で来院した方が認知症患者本人であるのか，家族による相談なのか（本人が来られない場合の自費診療）の確認，また本人が**ほかの病院に入院中でないか**を確認するよう指導します。入院中に家族が相談に来る場合，車いすで本人を連れてくる場合もあります。

　また事務員には，公費負担制度（自立支援医療，精神障害者医療，難病医療など），生活保護などのレセプト請求の複雑さを十分理解させます。特に当院は他府県からも患者が来院するためより複雑です。自治体によって負担割合が変わるからです。

　新人のスタッフには，**自費による点滴は保険診療日には行えない**ことも忘れずに知らせておきます。

(2) 看護師への指導

体重測定や血圧測定に看護師をつける場合，「○○さん」と呼び入れたら，必ず「○○さんですね」ではなく「お名前を聞かせて下さい」と確認するように指導します。認知症患者は，本当は「鈴木さん」なのに，「山田さん」と呼ばれても「はい」と返事をしますから，**患者誤認のないように注意**しましょう。

ピック病患者は，CT撮影どころか血圧測定すら拒否することがあり，そうした態度がみられたら，医師に伝えるよう指導しておきます。医師は**拒否的な患者には無理に検査をせず**，その日は世間話にとどめて，ウインタミン®を処方して帰宅してもらいましょう。

2) 難聴のある患者への対応

難聴の方には，大きな声を出すのではなく，耳元で肩を抱えながら低い声で話せばほとんどの場合で聞こえます。改訂長谷川式スケール（HDS-R）実施の際もこのようにして問いかけましょう。また認知症患者の難聴は，家族が耳掃除をしていないために生じている場合があるため，半年に一度は耳鼻咽喉科で掃除してもらうように説明するのがよいでしょう。最近は超音波を使って痛みなく耳垢を除去してもらえます。また，意味性認知症（SD）で相手の言葉の意味がわからない患者に対し，家族は難聴のせいだと思っていることがあります。そうした場合，両方であることが多いです。

なお，次回の予約時間は「12時間制」で約束するようにしましょう。「16時」などという表現は好ましくありません。なぜなら，耳が遠いため「16時」は「6時」に聞こえる可能性があります。「午後4時」と伝えることで，聞き違いや勘違いを減らせます。

3) 院外調剤薬局への挨拶

高齢者や認知症の患者は，薬剤反応性に個人差が大きいため，用法・用量通りの処方とは限らないことをあらかじめ薬剤師に説明し，処方箋に特別に別途指示表をつけることを知らせておきましょう。

この指示表は，実際に患者が服用・貼付する用法・用量を記載した用紙です。筆者は，ドネペジルが登場した1999年の11月（勤務医時代）からこのシステムで患者の安全を守ってきました。

●文 献

1) 松崎一葉, 他：うつ病状態に対する抗うつ薬とサプリの効果―最新1,000例の臨床症例を通して. 機能性食品と薬理栄養. 2011；7(1)：112.

Ⅱ章 問診マスターになろう

本章では，幅広い症状のうち，「もの忘れ」を主な受診理由とする患者を想定して解説を進めます。

1 問診票から読み取るべきこと

p.37の**図5**に示した通り，当院の問診は，介護者が患者の情報を問診票に記入するところから始まっています。この問診票がカルテの表紙になります。右下には，患者本人・家族に了解を得て，患者の初診時の写真を貼付します。この写真（表情，姿勢，態度）がのちのち大切な情報になります。悪化/改善が一目でわかることはもちろん，医師，家族の認識共有にもつながります。

また，徘徊した結果迷子になり捜索が必要になった際には，警察がこの写真を重宝しますし，家族から「ポスターをつくりたいので写真を伝送してほしい」と依頼されたこともあります。

受付には，「患者様の取り違え防止，病状経過把握のために，お写真を撮らせて頂く場合があります。ご了承下さい」と掲示しておきます。

問診票をカルテの表紙とすることで，患者の基本情報とともに多くの重要な情報を一気に俯瞰することができます。

1）患者の基本情報

介護のキーパーソンとなる人の携帯電話番号は必須です。できれば2人分記入してもらいましょう。血液検査の結果，緊急に精査が必要なときなどに電話をかけます。

同居家族と仲が悪いなどで患者が1人で来院した場合，医師の伝えた内容がきちんと本人に伝わったかどうかを後日確認するときもあります。こういったトラブルは病状が初期のときにこそ起こります（1人で来院できるため）。

ちなみに認知症外来でよく見かける血液検査の異常は，クレアチニン高値，肝機能

悪化（クロルプロマジンの服用によることが多い）の2点です。

2) 発病時期

改訂長谷川式スケール（HDS-R）スコアが低い割に，問診票に書かれた発病時期が最近の日付になっている場合には注意が必要です。その場合の理由には，①**問題行動がないため気づかれなかった**，②**同居者がいないので気づかれなかった**，③**急速に進行している**，があります。急速進行の場合はクロイツフェルト・ヤコブ病（CJD），進行性核上性麻痺（PSP），硬膜下血腫などが含まれてきます。プライマリケア医であってもこれら疾患の知識をもっておくほうがよいでしょう。

3) もの忘れ以外の症状

「もの忘れ以外の症状」を問うことは非常に重要で，鑑別診断と処方方針に直結します。p.37の図5をもう一度見てみて下さい。もの忘れ以外の症状を問う項目は，以下のようになっています。

　ア　落ち着かない
　イ　性格の変化
　ウ　買い物のミス
　エ　もの忘れを認めない（病識欠如）
　オ　怒りっぽい（易怒）
　カ　被害妄想
　キ　幻覚（幻視・幻聴）

「**ア・オ・カ・キ」は陽性症状**ですので，処方に注意が必要です。「ア・オ」ならピック病，「カ・キ」ならレビー小体型認知症（DLB）の可能性があります。

「オ（易怒）」に○（マル）がついていたら，介護者に，①スイッチが入ったように怒るのか，②一日中不機嫌なのかを尋ねます。前者であればピック病の可能性がいっそう高まります。これらに該当する患者に中核薬だけを処方すると，陽性症状をいっそう悪化させる恐れがあります。

また，「オ（易怒）」のある患者への話しかけ方には工夫が必要です。「今日は人間ドックですから，念のために質問しておきますね。年配の方には自治体から質問が義務づけられているものですから」などと言いながらHDS-Rに入っていきます。

「ア・オ・カ・キ」（陽性症状）がある患者の処方を考える場合に，中核薬として，まずドネペジルの処方は厳禁です。**最初は抑制系薬剤**を用いて，2週間後に落ち着いたところで，ガランタミン（メマリー®）かリバスチグミン（リバスタッチ®パッチ）を開

始します。乾燥肌の患者の場合はリバスタッチ®パッチはあきらめましょう。

陽性症状が軽度なら**チアプリド（グラマリール®）**，高度なら**クロルプロマジン（ウインタミン®，コントミン®）**（肝障害がないことが条件），妄想だけなら**ハロペリドール（セレネース®）**（歯車現象が軽いことが条件）にします。これらの症状を起こす疾患はそれぞれ，アルツハイマー型認知症（ATD）＝陽性症状軽〜中等度，ピック病＝陽性症状高度，DLB＝妄想（陽性症状軽度），のイメージです（**表1**）。

図1は，「普通にみえる人」，「奇妙な（ピック感がある）人」というインプレッションからの鑑別診断の流れです。

表1 陽性症状の3段階

程度	代表的な症状	起こしやすい疾患	抑制系薬剤の第一選択	1回量	1日最大量
軽度	妄想，幻視・幻聴	DLB	抑肝散 セレネース®細粒	2.5g（1包） 0.3mg，0.5mg	5g* 2.25mg
軽〜中等度	介護抵抗	ATD	グラマリール®錠	25mg，50mg	150mg
高度	暴言，大声，暴力	ピック病	ウインタミン®細粒 コントミン®12.5mg錠	4mg，6mg 12.5mg，25mg	75mg

＊高齢者への抑肝散3包の投与は低カリウム血症のリスクを上昇させるため，2包で効果がなければ中止してセレネース®低用量で確実に妄想を消すべき。歯車現象があればウインタミン®も併用する。
DLB：レビー小体型認知症，ATD：アルツハイマー型認知症

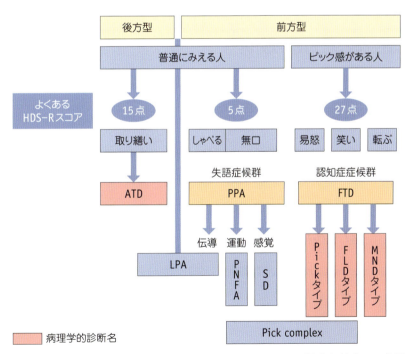

図1 アルツハイマー型認知症と前頭側頭型認知症・原発性進行性失語の相違
ATD：アルツハイマー型認知症，PPA：原発性進行性失語，FTD：前頭側頭型認知症，LPA：logopenic progressive aphasia，PNFA：進行性非流暢性失語，SD：意味性認知症，FLD：前頭葉変性症，MND：運動ニューロン疾患

4) その他の症状

問診票の「上記以外の症状はありますか」の欄は，歩行障害系認知症をとらえるための質問です。

　ア　病的に転びやすい
　イ　食事によくむせる
　ウ　日中寝てばかりいる（日中の傾眠）

「ア・イ」に○（マル）がついていたら，**PSP**と**小脳失調**を想起して下さい。「ウ（日中の傾眠）」はDLBが代表で，診察中にも眠そうな様子があるなら**シチコリン1,000mg静注**をその日のうちに実施して下さい（「頭部打撲後の意識障害」であれば保険適用になります）。シチコリンを投与しておくことで，少しの抑制系薬剤で妄想を消すことができるようになります。

　PSPで幻視や傾眠のみられる患者がいますが，病理学的にPSPとDLBが合併するケースは稀にあります。ですから，PSPでもシチコリン1,000mg静注を行うことはあります。

2　既往歴と認知症の関係

問診票の「既往歴」の欄では，以下に注意が必要です。

1) 脳の手術

未破裂動脈瘤のクリッピング手術の数年後にピック病を発病する例があります。また，硬膜下血腫の手術既往があれば，再発していることがあります。特に大酒家で，痩せた男性の左大脳半球に多いです。

2) てんかん

てんかんは，自動車運転免許の継続を許可するかどうかの検討を要する疾患です。「側頭葉てんかん」は専門医しか扱わない疾患ですが，側頭葉が膨張して記憶を失います。脳波検査をしてもなかなか証拠がみつかりません。

3) 甲状腺疾患

甲状腺機能低下は，**総コレステロール270mg/dL以上の女性**に多くみられます。これのみではなかなか認知症にはならず，多くはATDなどに合併しています。TSH

の値は高いもののfT₄が基準範囲である患者は，橋本病の疑いがあるので毎年検査をして下さい．いずれfT₄が低下してきます．

　甲状腺機能亢進は，認知症というよりは易怒や振戦の原因になります．筆者はピック病と甲状腺機能亢進症の合併例を経験したことがありますが，易怒の制御にはチアマゾール（メルカゾール®）とウインタミン®の両方が必要です．

4) 胃切除

　胃切除では，全摘をして4年程度経過すると**血清ビタミンB₁₂欠乏**で大球性貧血となり認知症を呈します．その場合，内服薬を処方しても無意味で，メコバラミン製剤（メチコバール®注射液）を年に最低4回は投与する必要があります．治療開始初期は頻回に投与して飽和させたほうが効率的です．投与によってすぐに血清ビタミンB₁₂値が上昇する人となかなか上昇しない人がいます．多くはATDなどと合併しています．

5) 脊髄・脊柱管・脊柱，大血管の病気

　脊柱管狭窄症はパーキンソン病（PD）やPSPに高頻度に合併します．なぜなら一部は姿勢の傾斜によって機能的に狭窄しているだけだからです．グルタチオン点滴で姿勢が改善すると，しびれもなくなります．

　間欠跛行（長距離を歩くと足が痛くなって歩けなくなり，休むとまた歩ける）は**閉塞性動脈硬化症**でみられます．サプリメントのルンブルクスルベルス含有食品を用いるのがよいでしょう．腰部脊柱管狭窄症，閉塞性血栓性血管炎といった疾患でもみられます．

6) 肺結核・肝炎

　肺結核や肝炎は早めに把握しておきましょう．軽度の脳萎縮でも**低肺機能が重複すると認知症を形成**します．ヘビースモーカーは慢性閉塞性肺疾患（COPD）になりやすいです．また将来，施設入所するときに，これらの問題がないか判定が必要になります．単純胸部X線では見落とすことがあり，問診が大切です（階段を上る際に息が上がる）．

7) うつ病

　うつ病と診断されている患者は要注意です．「若い頃うつ病だった」というなら確かに大うつ病でしょうが，**認知症を発病する10年以内の間にうつ病と診断されている高齢者の多くはDLB**です．筆者はこの場合はうつ病とは呼ばずに**「うつ状態」**と呼ぶことを推奨します．

　認知症のうつ状態には，まずアセチルコリン（リバスタッチ®パッチ）を補充して

からセロトニン［セルトラリン（ジェイゾロフト®）］を補うとうまくいきます。食欲低下がみられるなら，パーキンソニズムがあってもスルピリド（ドグマチール®）が有効です。50mgを30日以内に撤退すれば問題は起こりません。抗うつ薬だけを服用している認知症患者では，多くの場合，その抗うつ薬をいったん減量したほうがよい結果を生みます。ただし急激な減量は悪性症候群の引き金になるので危険です。

◎

　1枚の問診票から，これだけの情報が得られます。1例でも該当する患者を経験すると，その後の診療の引き出しは飛躍的に増えていきます。多くの患者を診ることで改善率は上がってくるので，積極的に認知症の初診患者を受け入れることが大切です*。

　＊診療に迷ったときに周囲に聞ける人がいない場合は，コウノメソッド実践医に登録頂ければ，筆者に質問しながら患者を診ていくことができる。より早く認知症診療になじむことができるものと考える。

III章 診察マスターになろう

本章では，プライマリケア医が一般外来で認知症患者を診察するにあたっての要点をあげます。

1 患者の"姿"の観察

診察時間短縮のためにも，**診察室に患者が入ってきた瞬間から**ずっと目を離さずに，歩き方，診察いすに座るまでの行動，顔つきを観察して下さい。電子カルテばかりを見ていてはなりません（**図1**）。

1）歩行の様子の観察

入室のタイミングで，既に**バイタリティ分類**に基づいて「歩行障害系，意識障害系，覚醒系」の分類を頭の中で始めなければなりません。歩行に関しては**小刻み歩行**［パーキンソン病（PD），認知症を伴うパーキンソン病（PDD），正常圧水頭症（NPH）］，**ワイドベース**［脳血管性認知症（VD），NPH］，**アームスイングの消失**［PDD，レビー小体型認知症（DLB）］を確認します。アームスイングがしっかりあるのは進行性核上性麻痺（PSP），大脳皮質基底核変性症（CBD），多系統萎縮症（MSA）です。この差はプライマリケア医でもよくわかります。

左右へのふらつきは脊髄小脳変性症（SCD）です。**後方にいきなり転倒する**のはPSPですが，しばしば前方にも倒れます。PSPは進行すると頸部後屈（ジストニア）になります（**図2，図3**）。

最初の一歩が出ないのは，PSP-PAGF（pure akinesia with gait freezing）かPD進行期でしょう。初期から足が出ないのはPDではありません。

実践編 ● コウノメソッドの実施方法

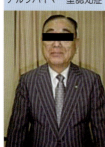
アルツハイマー型認知症
44%

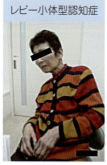
前頭側頭葉変性症（FTLD）
ピック病　意味性認知症
──── 16% ────

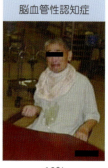
レビー小体型認知症
22%

脳血管性認知症
10%

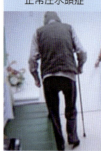
正常圧水頭症

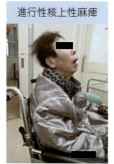
進行性核上性麻痺

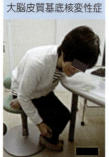
大脳皮質基底核変性症

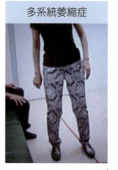
多系統萎縮症

──── その他　8% ────

図1　各認知症のありがちな姿勢
各%は認知症における病型ごとの割合（筆者らによる）を表す。FTLDはマンチェスターグループによるかつての認知症分類で、前頭側頭型認知症，意味性認知症，進行性非流暢性失語の総称。

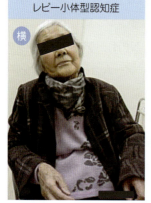
レビー小体型認知症　横
側方傾斜
幻覚，寝言，傾眠
薬剤過敏性

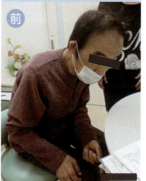
大脳皮質基底核変性症　前
前倒れ
筋力や萎縮の左右差
年齢が若い
CT：脳梁の菲薄化

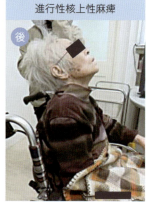
進行性核上性麻痺　後
頸部後屈
垂直性注視麻痺
かまずに飲み込む
CT：ハミングバードサイン陽性

LPC症候群（ピックスコア4点以上）

図2　レビー小体型認知症，大脳皮質基底核変性症，進行性核上性麻痺の体幹傾斜の違い

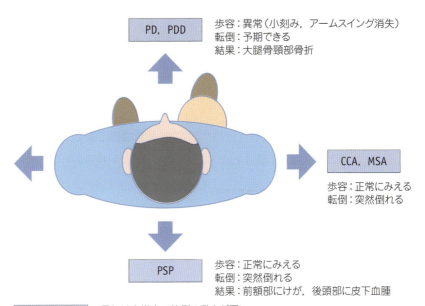

図3 病型による転倒方向の違い
PD：パーキンソン病，PDD：認知症を伴うパーキンソン病，CCA：皮質性小脳萎縮症，
MSA：多系統萎縮症，PSP：進行性核上性麻痺，CBD：大脳皮質基底核変性症

2) 歩行以外の様子の観察

片側優位の振戦があれば，PDかPDDです。あるいは，PSP-P（パーキンソンタイプのPSP）のこともあります。暗い印象の人はPD，明るい印象の人はPSPです。DLBではしっかりした振戦はみられないはずです。

無表情ならパーキンソン病関連疾患，**びっくり眼**なら前頭側頭葉変性症（FTLD），PSPを考えます。一般外来を受診することはまずありませんが，PDでは**脂顔**が著明です。比較的若い男性で**前額部の禿頭**がみられるのは，筋強直性ジストロフィーの特徴です。

3) 診察いすに座ってからの観察

患者は，**診察いすにはすぐに座りましたか？** それとも呆然として立っていますか？ 家族用のソファのほうへ行ってしまいましたか？ これらは語義失語の症状ですから，FTLDを考えます。

いすに座った患者を観察しましょう。**体幹傾斜**はないでしょうか。頸部の位置，傾眠の有無をよく観察します。側方への傾斜はDLB，頸部の後方偏位はPSP，前倒れはCBDを考えます（**図2**）。

問診中に**家族のほうを振り返る，足を組む，腕を組む，いすを回す**患者はピック病

を考えます。

　これらを観察した場合，すぐに患者の右腕をつかまえて**歯車現象**を調べてしまって下さい*（**図4**）。歯車現象が強ければPDD，DLBを考え，前医がドネペジル，スルピリド（ドグマチール®），ハロペリドール（セレネース®），リスペリドン（リスパダール®）を処方していたら，それらは歩行を阻害している要素であると判断します。

　歯車現象（歯車様筋固縮）ではなく**鉛管様筋固縮**を示したなら，PSP，NPH，VDなど，画像診断機器を用いないと結論が出ない疾患の可能性を考えましょう。

4）その他の徴候の観察

　声の大きさにも注目します。**声が小さいのはPDD，DLB，声は大きいもののろれつの調子が悪いのはPSP，MSA**です。声が小さい患者は歩行時のアームスイングは消失しているはずです。

　流涎は，のどの動きが悪いせいで生じるもので，一種のパーキンソニズムです。トリヘキシフェニジル（アーテン®）2mg錠の半錠×2（朝・夕）で改善します。

　転倒がみられるようになる前から**手の動きが悪くなっている**のはCBDです（左右差あり）。ひも結びができません。

　アプロウズサイン（拍手徴候。3回素早く拍手させると4回以上たたいてしまう）が陽性を示すのはCBDとPSPです。

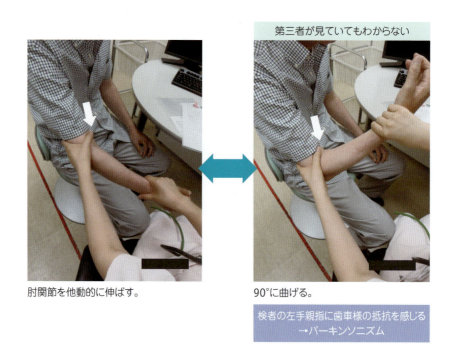

肘関節を他動的に伸ばす。　　　90°に曲げる。

検者の左手親指に歯車様の抵抗を感じる
→パーキンソニズム

図4　歯車現象（歯車様筋固縮）の調べ方

グーパーテスト（グーとパーを左右の手で別々に出し，素早く交換する）が不得意な人は前頭葉機能が低下しています（図5）。アルツハイマー型認知症（ATD）はグーパーテストが上手です。

＊コウノメソッド実践医には，中枢神経系の薬を処方する患者に対して初診時および定期的に歯車現象を調べることを義務づけている。きわめて大切な検査である。

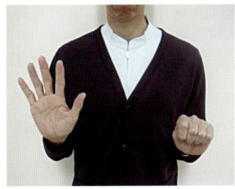
「両手でグーとパーをつくり，なるべく速く交互に変えて下さい」と伝える。

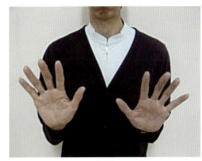
失敗

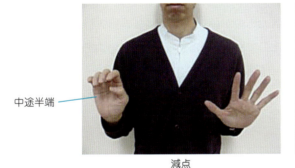
中途半端
減点

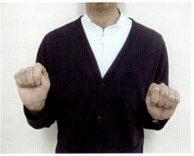
失敗

図5　グーパーテスト

2　パーキンソニズムを診る

1）錐体外路症状・パーキンソン症候群・パーキンソニズムの関係

　錐体外路症状，パーキンソン症候群，パーキンソニズムにはどういった違いがあるのでしょうか？　3つの言葉は図6のような関係になっています。つまり，迷ったら「パーキンソニズム」という表現を使っていれば間違いはありません。

　よく知られている振戦・固縮・無動は，姿勢反射障害を含めて「パーキンソン症候群」と呼ばれ，この4つのうち，2つの症状があれば「パーキンソン病（PD）」です。前3者に加え，神経内科医しか診ないような舞踏病，片側バリスム，アテトーゼ，ジストニアを合わせたものを「錐体外路症状」といいます。

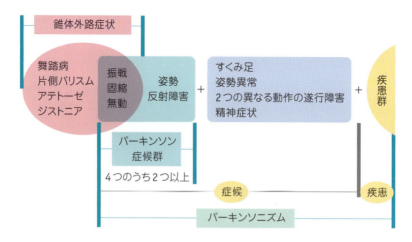

図6 錐体外路症状・パーキンソン症候群・パーキンソニズムの関係

　つまりPDのHoehn-Yahr臨床重症度分類でステージを決める大切な要素となっている「姿勢反射障害」は，錐体外路症状には含まれないわけです。

　一方，パーキンソン症候群に，すくみ足，姿勢異常，2つの異なる動作の遂行障害，精神症状の4つを加えたものが「パーキンソニズム」の症候で，さらにパーキンソニズムは疾患群の総称としても使われる言葉となっています。**図7**にパーキンソニズム（振戦，姿勢異常）の例を示します。

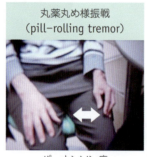

丸薬丸め様振戦
（pill-rolling tremor）

パーキンソン病

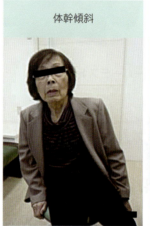

体幹傾斜

レビー小体型認知症

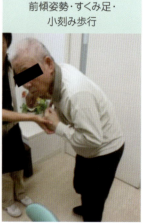

前傾姿勢・すくみ足・
小刻み歩行

ピック病に生じた
薬剤性パーキンソニズム

図7 パーキンソニズム

パーキンソニズムのある患者に原則投与禁止：ドネペジル，スルピリド（ドグマチール®），ハロペリドール（セレネース®），ドンペリドン（ナウゼリン®），クロルプロマジン（ウインタミン®，コントミン®）

2) パーキンソニズムの確認

「パーキンソニズムがある」と決定できる最も信頼できる症候は，**肘の歯車現象（歯車様筋固縮）**です．歯車現象が左右差なく存在すれば，脳内ドパミン欠乏状態と考えてよいでしょう．歯車現象が軽いのにPD治療薬を複数処方されている患者の中には，PSPの患者が多く含まれています．その場合は，PD治療薬を減量・中止して，コウノメソッド推奨薬のみにしていきながら，グルタチオン点滴などを併用します．

まずは，①ドパミン阻害薬を中止する，②生活の支障になる歩行障害や振戦であればPD治療薬を開始する，という順になります．ドネペジルが相対的なドパミン阻害薬であることを知らない医師が大勢います．筆者は，前方突進現象がみられたら，レボドパ・カルビドパ（ドパコール®）を用いてチャレンジテストに踏み切ります．

振戦だけならβブロッカー（アロチノロール）でもいくらか減少しますし，グルタチオン点滴でも効果が得られます．妄想の強い患者にはドパミンアゴニストは使いにくく，レボドパ以外の薬の助けも借りて，レボドパ投与量を減らしていきます．

3) パーキンソニズム＋幻視・妄想がみられる場合の対処法

認知症を診る以上，患者の約20％はDLBです．歩行障害系で妄想がある場合，一番大事なことは**ドネペジルをやめること**です．

コウノメソッドでは，**パーキンソニズムがあるのにドパミン阻害薬を処方して，歩行を悪化させずに妄想を消失させる方法**を提案しています．

抑肝散できれいに妄想が消えれば苦労はしません．セレネース®の用量設定がカギになります．1錠0.75mg＝最低用量というところで思考がとまると，治せません．DLBには薬剤過敏性があるので，0.75mgも必要なく，**細粒0.3mg，0.5mgで治療**します．この量なら歩行を阻害しません．

ただしその際，ほかに**ドパミン阻害薬，すなわちドネペジル，チアプリド（グラマリール®）を併用していないことが条件**です．クロルプロマジン（ウインタミン®）は少量なら大丈夫です．

またシチコリン500～1,000mgで覚醒させると，セレネース®の必要量は減ります．セレネース®は切れ味が非常によく使いこなしやすいです．一方，新しい世代の抗精神病薬は，患者の変化が予想できない不気味な側面ももちます．

3 LPC症候群の検出

診察室に患者が入ってきた瞬間にDLBとPSPの鑑別ができるようになるには，次のような段階があります．

1)"ピックらしさ""レビーらしさ"の検出

まず，ピックスコア（p.67の**表3**参照）をつけることによって，患者のピックらしさをとらえます。同時にレビースコア（p.68の**表4**参照）をつけて**レビーらしさ**を体得していきましょう。「ピックっぽい患者」は，あっけらかんとして悩みがなく，まるで子どものようです。「レビーっぽい患者」というのは，まじめで堅苦しく，暗い印象です。

2) LPC症候群を知る

ところがスコアをつけていくと，ピックスコアもレビースコアも高い患者に必ず出会うはずです。どちらのスコアも高い場合をコウノメソッドでは**LPC（レビー・ピック複合）症候群**と呼んでいますが，この際，病理背景はとりあえず気にしないでかまいません。LPC症候群の患者には，動きが鈍くて自分勝手な感じの印象をもつでしょう。

いわゆるLPCの場合は，予想される病理背景は，DLBに前頭葉機能の低下が加わる患者と，FTLDにパーキンソニズムが加わる患者の2通りがあるのだと思います。つまり治療としては，認知機能に対してリバスチグミン（リバスタッチ®パッチ）かガランタミン（レミニール®），歩行にドパコール®，陽性症状にウインタミン®を使うべき患者群です。

LPCと思われる患者のCT画像を確認すると，おそらく**前頭葉萎縮**がある程度みられるはずです。これを**フロンタルレビー**と呼ぶこともあります。

3) LPC症候群の中から難病を見出す

患者の経過をみていくうちに，「どうもこの患者はDLBらしくないところがある」と気づく日が来ます。歩くときに腕を振っている（アームスイングがある），幻視は一時的でその後消えてしまった，薬剤過敏性というほどではない，目がくりくりになってきた（びっくり眼），さらに，子どもっぽくなってきた，急に転ぶようになった，などです。

こうした患者に対し，「実はPSP，CBD，MSAの"難病御三家"なのではないか？」と疑えるようになれば，正診に近づいてきています。

まずは眼球が上下に動かせるかどうかを確認しましょう。**アプロウズサイン（拍手徴候）**は陽性ではないですか？ **タンデムゲイト（継ぎ足歩行）**はできますか（MSA）？
"そういう目"でCT画像をもう一度見直します。**第三脳室**は大きくないですか（PSP）？ **頭頂葉が少し萎縮**していませんか（CBD）？ **小脳萎縮**はないですか（MSA）？
もしその確診に至ったら，神経内科医にセカンドオピニオンを依頼しましょう。

MIBG心筋シンチグラフィのH/M比が2.0以上のはずです。もし正診ならば，神経内科のレベルに近づいたということです。"難病御三家"なら進行は速いので，すぐに加療を開始しましょう。

4 歩行障害への3系統のアプローチ

さて，診察から歩行障害系の患者を検出した場合の治療についても，基本的な考え方を少し述べておきましょう。

PD治療薬だけで歩行を治そうとすると無理が生じます。「パーキンソン病関連疾患」という疾患群名がつくられたために，これらに含まれる疾患の歩行障害はPD治療薬で治せるのだと思ってしまうところに落とし穴があります。

PSPやCBDはPick complexであるので，ピック病の第3期もそうですが，これらの疾患による歩行障害は前頭葉から指令が出ないことにもよります。コウノメソッドでは，これを**フロンタルアタキシア**と理解して，前頭葉血流を増加させる薬物とサプリメントを組み合わせ，**「歩行セット」**（リバスタッチ®パッチ＋フェルラ酸含有食品）としたわけです。これらは，言ってみれば非ドパミン戦略です。

そして，アンチエイジング領域からコウノメソッドに取り入れられた抗酸化剤，フェルラ酸含有食品やグルタチオンがこれに当たります。フェルラ酸含有食品に配合されているガーデンアンゼリカやシチコリン（アセチルコリン賦活系）も歩行を後押しするのです。これらも非ドパミン系です。

反対に，パーキンソン病関連疾患とは思われていないMSAでも，初期にはPD治療薬が効きますし，ピック病第3期に歯車現象が現れてきた患者にはドパコール®チャレンジテストを行います。

長命，高齢化，疾患重複時代において，ドパミン系，非ドパミン系を問わずあらゆる手段を使って歩かせようというのがコウノメソッドの歩行戦略です（**表1**）。

表1 歩行改善薬の3系統

歩行担当系統	該当患者の筋固縮	該当しやすい疾患	内服薬，サプリメント成分	経静脈投与する薬剤
ドパミン系	歯車様	PD, PDD, DLB, PSP-P	PD治療薬	ソルコセリル®（代謝系）
アセチルコリン系	なし	DLB	リバスタッチ®パッチ ガーデンアンゼリカ	シチコリン（覚醒系）
抗酸化系	鉛管様	PSP-C, VD, MSA, CBD	フェルラ酸	グルタチオン（歩行系）

コウノメソッドで使用を許可しているPD治療薬：①レボドパ・カルビドパ（メネシット®，ドパコール®），②レボドパ・ベンセラジド（マドパー®）または③ペルゴリド（ペルマックス®）。オプションとして，アパシーにアマンタジン（シンメトレル®），昇圧や踏み出しにドロキシドパ（ドプス®），レストレスレッグス症候群には就寝前にプラミペキソール（ビ・シフロール®）
PD：パーキンソン病，PDD：認知症を伴うパーキンソン病，DLB：レビー小体型認知症，PSP-P：パーキンソンタイプの進行性核上性麻痺，PSP-C：小脳型の進行性核上性麻痺，VD：脳血管性認知症，MSA：多系統萎縮症，CBD：大脳皮質基底核変性症

IV章 検査マスターになろう

　認知機能の検査では，米国のmini-mental state examination（MMSE）がよく知られていますが，これに比して改訂長谷川式スケール（HDS-R）が劣るということはありません。MMSEは「何か文章を書いて下さい」という課題が含まれていることで，動作性知能も測定できる利点があるとされていますが，動作性知能を測定したいなら，別途，時計描画テスト（CDT）をしたほうが得られる情報は多いと思います。ただし臨床試験の際にはMMSEが採用されていることが多いです。

1 改訂長谷川式スケール（HDS-R）

　HDS-Rは，日本で最もよく実施されている記憶検査です（**表1**）。言語性知能を短時間で調べることができます。30点満点ですが，何点以下ならば認知症といった決まりはありません。統計的には20/21が健常と認知症のカットオフポイントとされますが，多くが当てはまりません。家族が「以前とは違う」と感じているなら満点近くても要注意です。

　コウノメソッドでは，HDS-Rオリジナルの設問[8]と[9]を逆転させて行っています。その理由は，野菜の名前10個を想起させたあとに5物品を隠すと，野菜の名称が混入しやすくなるからです。これを**保続**といい，**アルツハイマー型認知症（ATD）に特徴的な症状**です。5物品は，必ず毎日使うものにします（歯ブラシ，腕時計，カギ，鉛筆，スプーンなど）（**図1**）。

　検査用紙には，あらかじめ患者の満年齢を調べて記入しておきます（電子カルテなら表示されています）。HDS-R実施中の患者の態度（腕組み＝ピック病）や声の大きさ[小声＝レビー小体型認知症（DLB）]も観察します。

　なお，高度難聴の場合は，HDS-Rの代わりにCDTなどを実施します。

表1 改訂長谷川式スケール（河野改変版）

改訂長谷川式簡易知能評価スケール（HDS-R）河野改変版

スコアレビュー 前々回 → 前回 → 今回

日付

本日　　　曜日
年齢
性別　男　女

	質　問	配　点	患者の答	得点（満点）	累計
[1]	あなたは何歳ですか	満年齢ないし呼び年齢 1点 1歳違い　0.5点		(1)	
[2]	ここはどこですか	具体的名称　2点 抽象的名称　1点		(2)	
[3]	今は何月ですか 今日は何日ですか 今日は何曜日ですか 今年は平成何年ですか	各1点		(4)	
[4]	これから言う言葉を繰り返して下さい「桜, 猫, 電車」。あとでこの3つの言葉を思い出してもらいますから, よく覚えておいて下さい	各1点		(3)	
[5]	100-7= 93-7=	各1点		(2)	
[6]	682を後ろから言って下さい 3529はどうですか	各1点		(2)	
[7]	先ほど引き算の前に覚えて頂いた3つの言葉は何でしたか ヒント=ピンクの花, 動物, 乗り物	各2点 ヒントありで 各1点		(6) 3点以下	
[8]	野菜の名前を10個思い出して下さい 5個0点　6個1点　7個2点 8個3点　9個4点　10個5点		正　　正 正　　正 正　　正 正　　正 正　　正	(5) 保続　　有 繰り返し　有	
[9]	お見せする5つの品物をよく覚えて下さい（隠したらすぐに答えてもらう） 【例】歯ブラシ, 腕時計, カギ, 鉛筆, スプーン	各1点		(5) 保続　　有	合計

声の大きさ（大・中・小）

20点以下：ほぼ認知症　21～30点：認知症否定できず　　アルツハイマーらしさ

河野改変版では, 8番と9番の質問を入れ替えている（保続が検出しやすくなる）。

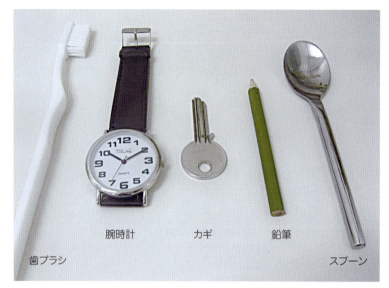

図1 改訂長谷川式スケール実施時に使うのに望ましい5物品

1) 病型による失点パターンの違い

(1) アルツハイマー型認知症の後半失点パターン

HDS-Rを行っていると，前半は完璧なのに**後半の遅延再生の項目からガタガタとできなくなる**患者がいます。

図2は74歳男性のHDS-Rの結果です。**元気で健康そうにみえますが**，ちょうどATDの多発年齢です。スコアを見てみると，**合計で18点もあるのに，遅延再生が0点というアンバランス，後半ができないのはATDのパターン**です。

このパターンがあれば，幻視が少しくらいあっても，前頭葉が萎縮傾向でも，**病理基盤はATD**だとわかります。陽性症状がなければドネペジルが第一選択です。もちろん歯車現象がないことを確認して下さい。

(2) その他の病型の失点パターン

ATDとは反対に，**遅延再生ができて数字関係ができないのがDLBのパターン**です（**図3**）。

不得意な項目が特に決まっておらず，**まだら状に失点するパターンは脳血管性認知症（VD），正常圧水頭症（NPH）**に多くみられます。この場合，画像診断機器を用いないと診断は難しいです。

このように，HDS-Rにおける**遅延再生**の項目は鑑別診断に非常に役立ちます。筆者は鑑別に迷ったらこの点を参考に診断を決めるほど重視しています。

74歳男性，アルツハイマー型認知症，HDS-R 18点

質問	配点	患者の答	得点	満点	累計
あなたは何歳ですか	満年齢1点，呼び年齢ないし1歳違いは0.5点	74	1	1	1
ここはどこですか	具体的名称2点，抽象的名称1点	中部8ル	2	2	3
今は何月ですか	各1点	3月	1	4	
今日は何日ですか		29	1		
今日は何曜日ですか		火	1		
今年は平成何年ですか		28	1		7
これから言う言葉を繰り返してください。「桜，ネコ，電車」。あとで三つの言葉を思い出してもらいますからよく覚えておいてください。	各1点		1 / 1 / 1	3	10
100−7=	各1点	97 93	1	2	
93−7=		86	1		12
682を後ろから言ってください	各1点	268	0	2	
3529はどうですか		×	0		12
先ほどの3個の単語は何でしたか	1個2点，ヒントでわかったら1点（ヒント）ピンクの花，可愛い動物，乗り物	× / × / ×	0 / 0 / 0	6	12
野菜の種類を10個思い出してください		ネギ，ハクサイ，ダイ，チェウ，ニン，サツマ，ゴボ，×，ナス，×	3	5	15
お見せする5つの物品をよく覚えてください。（隠したらすぐ答えてもらう）例：スプーン，鉛筆，歯ブラシ，時計，カギ	各1点	ス / ハ / エ	3	5	18
合計				30	18

大方，遅延再生以降（後半）ができない

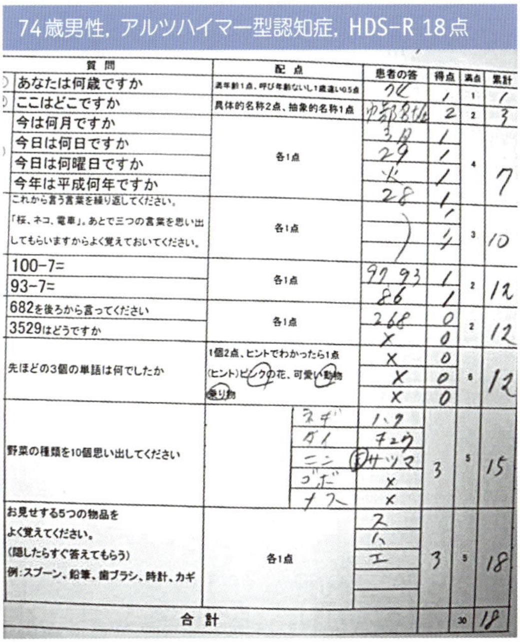

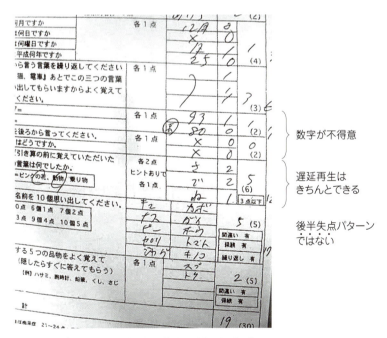

図2　アルツハイマー型認知症の後半失点パターン

数字が不得意

遅延再生はきちんとできる

後半失点パターンではない

図3　レビー小体型認知症の数字関係不得意パターン

2) 試験中の患者の態度

HDS-Rの実施中に，患者が診断のヒントになる態度を示すことがあります。

(1) ピック症状

ピック病は**行動障害型の認知症**といわれ，HDS-Rスコアが高くても行動の違和感で診断できます。具体的には，**腕や足を組む**，子どものように**診察いすを回す**，**モニターを指さす・のぞき込む**（被影響性の亢進）などです。また重度の場合は，膝をこする，いすから立ったり座ったりを繰り返す，勝手に診察室を出ていく（**立ち去り行動**）といった特有の症状がみられます。

(2) 語義失語

語義失語の症状としては，何度も家族を振り返って**助けを求めようとする**，**医師の言葉を繰り返す**（「野菜10個」と言うと「野菜10個」と答える），質問の意味がわからず3点しか得点できない（3単語の復唱しかできないため），FTLD検出セット*で「左手で右肩をたたいて下さい」と指示すると，典型例では**医者の肩をたたこうとする**（「医者の肩たたき」），などがみられます。なお，前頭葉と側頭葉はセットで萎縮するため，ピック症状と語義失語は合併しがちです。反社会的行動がなければ**意味性認知症（SD）**と診断します。

(3) 振戦の誘発

緊張したり難しい質問をされたりといった精神的負荷によって，**手の震えが増強する**患者がいます。この症状から，パーキンソニズムのある認知症〔認知症を伴うパーキンソン病（PDD），DLB，パーキンソンタイプの進行性核上性麻痺（PSP-P）〕であることがわかります。なお，片側だけの振戦はPDDです。

(4) 寝てしまう

さすがにHDS-R実施の最中に寝てしまう患者は少ないですが，**医師が家族と話している間に寝てしまうのはDLB**です。PSPで眠そうにする患者もいます。

*FTLD検出セット：「利き手はどちらですか」「左手で右肩をたたいて下さい」「『猿も木から落ちる』の意味は何ですか」「『弘法も筆の』の続きを言って下さい」の4項目のうち2項目以上答えられない場合，FTLDが確定的であるとしたコウノメソッドの評価法。

3) 改訂長谷川式スケールでわかることのまとめ

表2に，HDS-R施行中にわかることをまとめました。認知症患者全体にいえることですが，「緊張しちゃってできませんでした」と言い訳をする人（特に女性）がいます。これも認知症の「取り繕い」症状の一種です。**精神的負荷に弱くなるということ自体が認知症の特徴**です。たとえば，1カ月前にできなかったHDS-Rの項目が2回目の検査ではでき，スコアがよくなることがありますが，それは改善したというより，

表2　改訂長谷川式スケールでわかること

施行中の態度	声の大きさ
横柄な態度：ピック病 何度も家族を振り返る：SD でまかせ応答（思考怠惰）：ピック病，ATD ふてくされ（「わからん！」）：ピック病 途中で怒りだす：ピック病 長考する：PDD, DLB, VD, NPH 寝てしまう：DLB 体幹が傾いている：PDD, DLB 前倒れになっていく：CBD 診察いすを回す：ピック病 笑いすぎる：FTD-FLDタイプ，ピック病	声が小さい：PDD, DLB 声の大きさに波がある：小脳失調 ろれつが悪い：PSP, CBD, MSA
失点パターン	異常な回答
遅延再生が不得意 後半失点パターン ｝ATD 保続 数字関係不得意，遅延再生得意：DLB	保続：ATD 錯語：FTLD, LPA 反響言語：FTLD 語間代：FTLD 「どういう意味？」と聞いてくる：SD 同じ野菜を何度も言う：ATD 遅延再生1/6以下：ATD 数字関係1/4以下：DLB まだら失点：VD

SD：意味性認知症，ATD：アルツハイマー型認知症，PDD：認知症を伴うパーキンソン病，DLB：レビー小体型認知症，VD：脳血管性認知症，NPH：正常圧水頭症，CBD：大脳皮質基底核変性症，FTD：前頭側頭型認知症，FLD：前頭葉変性症，PSP：進行性核上性麻痺，MSA：多系統萎縮症，FTLD：前頭側頭葉変性症，LPA：logopenic progressive aphasia

質問のストレスに慣れたという点も考慮すべきあり，**初回にできなかったことを重視**して認知症と診断します。

また，HDS-Rで30点満点がとれたとしても，途中で長考したり，いったん言い間違えたりした場合は認知症の可能性が高いです。初期の患者は特にこのように注意深く観察し，判断します。

2　時計描画テスト（CDT）

　米国では，認知症といえば皮質性認知症のATDと皮質下認知症のハンチントン舞踏病を比較することが主流のようです。ピック病とDLBにはあまり関心を示しません。
　CDTは，米国でATDの検出に威力を発揮している検査です。MMSEの欠点として，地域調査で大勢に実施すると，拒否する者が多く，統計にならないということがあるようで，こうした場合にもCDTは有用です。

1）各病型でみられる描画の異常

（1）アルツハイマー型認知症にみられる異常

　ATDの特徴は，言語性知能（HDS-R）より先に動作性知能（CDT）が極端に悪化している患者がいることです。

図4（左）は，HDS-R 28点の64歳患者で，CDTを施行すると**まったく描けま**せんでした。これがまさしくATDパターンです。

また，ピック病の常同行動がCDTに現れることが稀にあり（図4右），64歳ピック病の本例でみられるのは**数字の滞続現象**です。

筆者は異常な時計描画を49種に分類していますが，中でも図5のような時計描画はATDに多いことを確認しています。米国のWolf-Kleinが論文にまとめたものですが，筆者も日本の1,000人以上の認知症患者で確認しています。

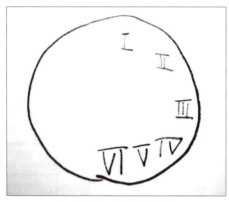
64歳，ATD，HDS-R 28点
言語性知能との乖離
（ATDの特徴）

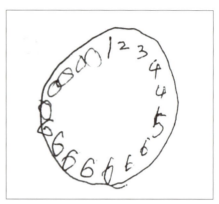
64歳，ピック病，HDS-R 3点
数字の滞続現象
（ピック病の特徴）

図4 認知症における異常な時計描画
ATD：アルツハイマー型認知症

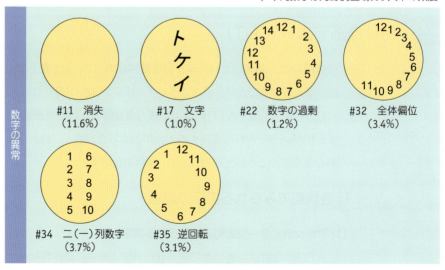

図5 アルツハイマー型認知症に多い異常な時計描画（Wolf-Klein GP）

(2) レビー小体型認知症にみられる異常

DLBで傾眠のある患者は，**数字が円の外へ流れていきます。筆圧が弱い，数字が小さくなっていく**（ミクログラフィア）のはパーキンソニズムの現れです。

(3) その他の特徴

CDTは，大うつ病なら全員が満点をとれ，認知症の半数が満点をとれません。仮に満点がとれても，途中で柱時計や自分の腕時計をカンニングする，描くのに時間がかかる，描き直すなどの様子があれば認知症です*。

<small>＊CDTの定量評価についての詳細は拙著『認知症の診断―アルツハイマライゼーションと時計描画検査』（認知症ハンドブック① 改訂版）（フジメディカル出版，2010）を参考にされたい。また，筆者が開発したCDTの自動採点装置クロッキー（ユメディカより発売）は，描画にかかった時間，戸惑ってストップしていた時間も記録されるため，薬効評価や自然悪化の比較が容易である。</small>

2) 透視立方体模写

図6に示すように，**透視立方体**を模写してもらうことも時に有用です。ATDでは頭頂葉（立体感を司る部位）が障害されるために，立体感がわかっていないような絵を描きます。

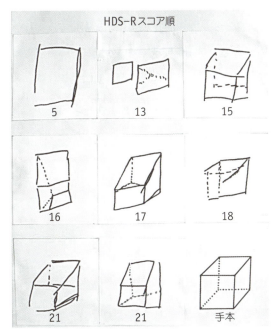

図6 透視立方体模写におけるアルツハイマライゼーション：立体感消失

グループホーム入居中のアルツハイマー型認知症患者8名の描写（数字はHDS-Rスコア）。

3 ピックスコア

ピックスコアとは，前頭側頭葉変性症（FTLD）を検出するためのチェック表です（**表3**）。16点満点中，4点以上では9割の確率でATDが否定されます。

このピックスコアにある問診内容で，盗癖（万引き）について質問する場合は，患者本人のプライドを傷つけないよう直接的な表現はせずに，まずは**「家族のおかずを食べてしまったりしませんか」**などの問い方をしてみましょう。そうすると家族のほうから「先日，万引きをしたのです」などと話してきます。

ピックスコアには，CT所見も2項目入っていますが，**CT検査を行わなくても4点を超えたらピック病疑い**と考えてかまいません。仮にATDであろうとも，使うべき薬はピック用にします。

加重が2点になっている項目は，あまり"ピックらしさ"が出ないSDも4点以上に拾い上げるために配点を重くした語義失語関連の項目です。ピック病とSDは同じFTLDですから，症状がいずれ共存する2疾患です。使用する薬剤は原則同じです〔クロルプロマジン（ウインタミン®），ガランタミン（レミニール®）〕。

初診日，患者が診察拒否で来院しなかった場合でも，家族からの相談（自費）を引き受けましょう。問診でわかる範囲で聞き出してもピックスコアが4点を大きく超えるなら9割方ピック病です。陽性症状で家族が困っているならば，ウインタミン®を自費で購入してもらい，コーヒーなどに入れて服用させれば，次回（1カ月以内）は診察に来てくれます。

表3 ピックスコア

場面	分類	状況	加重	スコア	迷ったときの採点
態度	機嫌	診察拒否傾向，不機嫌，採血を異常に怖がる	1		
	横柄さ	医師の前で腕や足を組む，二度童（子どものようなしぐさ），ガムをかむ	1		
	集中力	なかなか座らない，立ち上がる，座る場所が違う，勝手に出ていく	1		視力が悪いなら0.5
診察	語義失語の証拠	FTLD検出セット：①利き手はどちら？，②左手で右肩をたたいて，③「猿も木から落ちる」の意味は？，④「弘法も筆の」の続きは？	2		できるが遅いなら1
	日常の語義失語	知能検査中に「どういう意味？」と聞く。相手の言葉をオウム返しする	2		
	被刺激性亢進	勝手にカルテを触る，口唇傾向（吸引，口鳴らし，鼻歌），人混みで興奮する	2		
	語義失語の影響	ADLが良好なのにHDS-R 7点以下	1		
問診	反社会的行動	盗癖，盗食，無銭飲食（これら1回の既往だけでも陽性）	1		
	食事・性行動異常	病的に甘いものが好き，過食，異食，かき込み，性的亢進	1		もともとなら0.5
	衝動性	スイッチが入ったように怒る	1		いつも易怒なら0.5
	依存性	シャドーイング（家族の後ろをついてくる），1人にされることを怖がる	1		
CT	左右差	大脳萎縮度に明らかな左右差がある（側頭葉や海馬）	1		微妙なら0.5
	前頭側頭葉萎縮	ナイフの刃様萎縮*か，強い前頭葉萎縮がある	1		微妙なら0.5
合計（4点以上でFTLDの可能性が高い）			16		

*ナイフの刃判定基準（下図）：ナイフの刃とは，古典的ピック病において，肉眼的病理所見として側頭極が先細りした様子を指す。CT所見としては，①角度35°以下，②脳溝の切れ込みがある，③頭蓋骨内側から側頭葉が乖離，のうち2項目以上当てはまる場合に陽性と判定する。

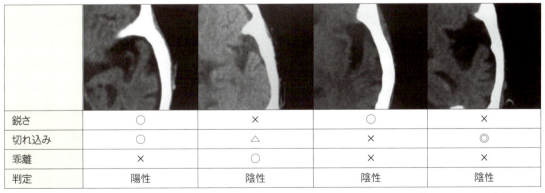

鋭さ	○	×	○	×
切れ込み	○	△	×	◎
乖離	×	○	×	×
判定	陽性	陰性	陰性	陰性

重度の場合は，発病後元気だった頃のことを聞く。重度すぎて採点不能，CT撮影をしていない場合はスコア+αで表記。
以前のピックスコアから変更された点：「右手で左肩をたたいて」を「左手で右肩をたたいて」に変更（尋ねる順序も変更）。「人混みで興奮する」を依存性から被刺激性亢進の項（いずれも問診ではあるが）に移動。依存性の項「1人にされると逆上する」を「1人にされることを怖がる」に変更。

4 レビースコア

レビースコアとは，DLBを見抜くためのチェック表で（**表4**），スコアが3点以上であれば，9割方ATDが否定され，DLBであると考えます。歯車現象が強く，前医でドネペジルが処方されていたら中止して下さい。

レビースコアの項目にある薬剤過敏性については，特に**抗ヒスタミン成分**に対する過敏性の有無を確認して下さい。「**市販の風邪薬で寝てしまったり，ふらついたりしたことはないですか？**」という聞き方です。なお，**抗菌薬に対するアレルギーなどはこの薬剤過敏性には該当しません**。脳に働く薬についての過敏性です。

また，まじめさについて尋ねると，日本人の場合ほとんどが「まじめです」と答えるので，「**病的にまじめ**」かどうかを確認して下さい。趣味がない，潔癖など，家族があきれるほどのまじめさなら1点です。判断に迷ったら，男性なら職歴を聞くとよいと思います。教員，警察官など公安関係，役場勤めなどであれば，ひとまずはまじめととらえてよいと思われます。

肘をつかんで歯車現象を調べるとき，最初の屈伸のときにだけ抵抗があることを**ファーストリジッド**と呼びますが，この場合にも1点をつけましょう。正常ではありません。

診察時に体幹が傾斜していなくても，**自宅では傾斜していることがある**ので，家族に体幹傾斜の有無を聞き出して下さい。

表4　レビースコア

	調査項目	フルポイント	スコア
問診	薬剤過敏性（風邪薬などが効きすぎる）	2	
	幻視（2点），妄想（人がいるような気がする：1点）	2	
	意識消失発作（明らかなてんかんは除く）	1	
	夜間の寝言（1点），叫び（2点）	2	
	嚥下障害（食事中にむせるか）	1	
	趣味もない病的なまじめさ	1	
問診 診察	日中の嗜眠，1時間以上の昼寝	2	
	安静時振戦	1	
診察	肘の歯車現象（2点），ファーストリジッド*（1点）	2	
	身体が傾斜することがある（2点，軽度なら1点）	2	
	合計	16	

合計点数が3点以上ならレビー小体型認知症の可能性が高い（アルツハイマー型認知症ではない）。
*ファーストリジッド：最初の屈伸時のみ歯車様の抵抗があること。

5 検査スコアから浮かび上がる患者のイメージ

コウノメソッド実践医が筆者にメールでSOSを伝えてくる，つまりうまく治せない患者に出会ったとき，彼らは患者のプロフィールとして，年齢，性別，**HDS-Rスコア**（うち，**遅延再生が何点かも**），**ピックスコア，レビースコア**を筆者に伝えてきます．患者の顔や姿の写真を伝送してくる医師もいますが，実はこれらの3スコアを教えてくれるだけでも十分です（**表5**）．

ピックスコア，レビースコアがいかに有用かおわかり頂けるかと思います．**両スコアが高いならLPCと仮診断**しておきます．あまり**DLBらしくないと感じたらLPC症候群**として，枠組を広げておきます．後日，PSPや大脳皮質基底核変性症（CBD），多系統萎縮症（MSA）であることがわかるでしょう（**図7**）．

表5 ピックスコア，レビースコアからイメージする患者像

ピックスコア	レビースコア	考えられる認知症	HDS-Rのパターン，検査中の声
低	低	ATD	遅延再生不得意
低	中	VD, NPH	まだら失点，構音障害，長考
低	高	DLB, PDD	数字関係不得意，小声，振戦誘発
高	低	ピック病	でまかせ応答
中	低	意味性認知症	3〜7点しかとれない，FTLD検出セット陽性
高	高	LPC, LPC症候群, FTDP-17	明るい，構音障害，大きな声
相関する症状	陽証度	陰証度	
		歩行障害度	
		意識障害度	

ATD：アルツハイマー型認知症，VD：脳血管性認知症，NPH：正常圧水頭症，DLB：レビー小体型認知症，PDD：認知症を伴うパーキンソン病，LPC：レビー・ピック複合，FTDP-17：家族性前頭側頭型認知症

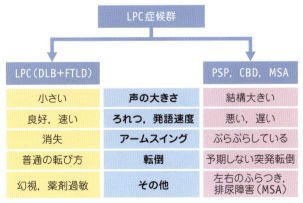

図7 LPC症候群からの鑑別診断
LPC：レビー・ピック複合，DLB：レビー小体型認知症，FTLD：前頭側頭葉変性症，PSP：進行性核上性麻痺，CBD：大脳皮質基底核変性症，MSA：多系統萎縮症

6 血液検査

1) 甲状腺機能検査

　外見ではわからないtreatable dementia（完治しうる認知症）に**甲状腺機能低下症**があります。女性に多く，甲状腺は腫れていないことのほうが多く，一般採血では総コレステロールが270mg/dL以上であることが多いですが，CPK上昇はほとんど起こっていません。

　医学書に書かれているような徐脈，寒がり，脱毛といった症状はほとんど期待できませんが，浮腫は顔を見ればわかります。高度な場合は心不全で入院するはずであり，認知症外来を訪れる患者は軒並み軽症です。つまり**認知症を引き起こしている主たる疾患はATD**などであり，甲状腺機能低下は主役ではありません。もちろんレボチロキシン（チラーヂン®S）を処方しますが，それで認知症が改善することはほとんどありません。

　図8に示す患者は，甲状腺機能低下のみによって認知症状が生じていた患者で，認知症外来ではめずらしい症例です。

2) ビタミンB_{12}・ビタミンB_1・葉酸欠乏の確認

　前述の通り，胃全摘をして4年以上が経過すると，**血清ビタミンB_{12}**が枯渇して認知症になります。ビタミン製剤を内服しても吸収されないため，ビタミンB_{12}注射を年4回以上打ち続ける必要があります。内科的には舌炎や神経麻痺を起こすことがあります。

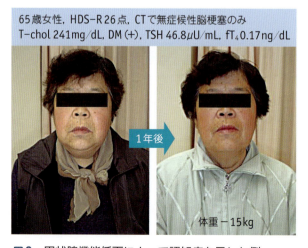

65歳女性，HDS-R 26点，CTで無症候性脳梗塞のみ
T-chol 241mg/dL, DM（+）, TSH 46.8μU/mL, fT$_4$ 0.17ng/dL

1年後
体重−15kg

図8　甲状腺機能低下によって認知症を呈した例

胃全摘をしていないのに巨赤芽球性貧血を呈する疾患として，自己免疫疾患の**悪性貧血**があります。また**極端な菜食主義**はビタミンB_{12}欠乏をまねくとされています。

飲酒量の多い患者に対しては**血清ビタミンB_1**を測定します。ビタミンB_1欠乏が濃厚と思われるなら，検査結果が出る前にフルスルチアミン（アリナミン®F）を静注しておきましょう。**葉酸欠乏**は，頻度は低いですが，葉酸錠（フォリアミン®）の内服が必要です。

3）肝機能検査

肝硬変で認知機能が動揺する場合には，**血清アンモニア（NH_3）**を測定します。肝炎ウイルス感染の有無も確認し，看護師の安全を守るようにしましょう。患者が介護施設に入所するときにも必要な情報になります。

4）動脈血ガス分析

風邪をひくたびにせん妄を起こす場合には低肺機能が疑われます。**動脈血ガス分析**が参考になります。在宅酸素療法の適応があるか調べておき，適応なら自宅での酸素吸入でせん妄は予防できそうです*。

＊筆者の経験では，夜間無呼吸にルンブルクスルベルス含有食品が有用であった例がある。

V章 CT読影マスターになろう

コウノメソッドは，画像診断機器をもたないプライマリケア医でも認知症を大方鑑別診断できるようにまとめられています。**ただし，正常圧水頭症（NPH），脳腫瘍，慢性硬膜下血腫（CSH），多発梗塞などはさすがに画像検査を行わないで気づくのは困難**です。基本的に1度は撮影を依頼したほうがよいでしょう。

1 各画像診断機器の特徴

診断精度について，CT→MRI→SPECT→PETの順に信頼度が増すと思ったら大間違いです。脳萎縮度を確認したいのなら**マルチスライスCTがベスト**です（**表1**）。

患者の高齢化で認知症責任疾患が重複し始めると，SPECT，PETはまったくの無力となり，誤診を誘導しさえします。ダットスキャン®検査もほとんど無意味です。

MRIの画像は，脳溝がはっきりと見えすぎて萎縮との鑑別ができにくくなり，症候上無意味な梗塞巣までとらえてしまうため，脳血管性認知症（VD）との過剰診断が起こりやすくなります。要するに，特に経験の少ない医師は，これらの検査を行っても認知症の検出には無意味です。

表1 四大画像検査の長短

検査名（有用度*）	検査方法	長所	短所
マルチスライスCT（95%）	2分間仰臥	多少動いても画像補正できる。短時間。萎縮度が明確。	梗塞，腫瘍の見落としが起こる。
MRI（70%）	20分間仰臥	局所病変を検出できる。脳動脈も描出される。急性期の虚血巣も描出される。	巨大な音，閉所。萎縮度がわかりにくい。動いたら無意味。
SPECT（30%）	アイソトープを静注	単独典型例の鑑別診断ができる。	解像度が低い。高額。
PET（20%）	アイソトープを静注，時に動脈血採血	急性期虚血の際の細胞死の有無がわかる。	解像度がきわめて低い。非常に高額。

SPECTは，元来脳卒中急性期の救急のために開発されたものであり，認知症の鑑別に使えると考えるべきではない。
*有用度は，筆者の経験に基づく目安。

一方，CT検査の数少ない欠点としては，**脳梗塞，脳腫瘍の見落としが起こる可能性がある**ということです。しかしそれらの患者数は少なく，一次変性性認知症の患者が圧倒的に多いことを考えればCT検査は必須であり，第一選択となります。

　また，パーキンソニズムのある患者には，**MIBG心筋シンチグラフィ**が有用です。レビー小体型認知症（DLB）と進行性核上性麻痺（PSP）の鑑別などに用います。信頼度は80％程度です。

　PETはがんの検出に威力を発揮するものであり，認知症領域ではほとんど無意味です。国内でもトップクラスの読影能力を有する医師だけに有用な検査となりうるものです。

　当院を訪れる患者の中にも，どうしてもSPECTやMIBG心筋シンチグラフィを実施してほしいと希望する患者が200人に1人くらいいます。しかし，症候とCT画像の萎縮部位が合致するなら，それに機能画像検査を加える意味はありません。

　なぜ画像検査が必要なのか，もう一度考えてみましょう。患者を診察し，どの部位が萎縮しているのかが予想できれば必要ありません。**CT検査を基本とした上で，追加検査の必要な患者をピックアップする**という段階を踏むのが臨床医のありかただと思います。保険診療の範囲だからと，初診患者にとりあえずすべての検査を行うのは，医療費増大の観点からも避けるべきことでしょう。

2 CT画像から得られる所見

　p.23の図9に示したように，マルチスライスCTで得られる画像には**水平断，冠状断，矢状断**があり，それぞれ観察したい箇所をより正確に示してくれるため，すべての断面が認知症診断に有用です。

　かつてCTで得られたのは水平断の画像のみでしたが，水平断のみでは死角が多くなります。歩行障害系の認知症では，矢状断の観察が大変有用です。マルチスライスCTであれば，小刻み歩行がみられる場合に腰椎断面も描出でき，脊柱管狭窄症の診断も可能です。上肢のしびれがみられれば，頸椎症の有無も確認できます。ストレスのかかるMRI検査をあえて認知症のスクリーニングに用いる必要はないでしょう。

1）水平断で観察すべき部位・所見

　大脳を真上や真下から見たスライスには，あまり決まった名称はないのですが，ここでは**水平断**と呼びます。一般にはOMライン（orbitomeatal line）に沿った1cm刻みのスライスです。マルチスライスでないCTではこのスライスしか撮影できません。

（1）前頭葉萎縮

　ピック病で，前頭葉内側部の萎縮がある場合，側脳室前角が**ミッキーマウス**のよう

に大きくなります（図1）。NPHではなく，脳萎縮が二次性の脳室拡大をきたすからです。前頭葉外側部（皮質）が萎縮する患者は，脳表面がのこぎりのように小刻みの脳回になったり，脳表が沈み込んだりします。

DLBは，後頭葉の血流低下によって幻視が起こるのですが，萎縮しやすいのは前頭葉です。強い前頭葉萎縮のある患者を筆者は**フロンタルレビー**と呼んでいますが，ピック症状が起こりやすい環境となります。

中には経過をみているうちに病理背景がDLBではなくPSPだとわかる患者もいますが，はたして**DLBの前頭葉萎縮はどの程度まで強くなるのか**というと，図2に提示したくらいが最大だと思います。これ以上の前頭葉萎縮になると，DLB以外を考えなければならないでしょう。

図3はDLBの患者ですが，ピック病でないという根拠は，眼窩面萎縮と側頭葉萎縮がないという点です。ただ，この萎縮パターンだとPSPと同じであるため，さらに病歴や診察などから総合的にPSPを否定する必要があります。

基本に戻って，生理的な前頭葉萎縮やアルコール性の萎縮はどのような所見になるかというと，図4です。これ以上に萎縮している健常者も多くいますが，脳回の矮小化は断じてありません。

なお，フロンタルレビーの進展形式を図5に示します。

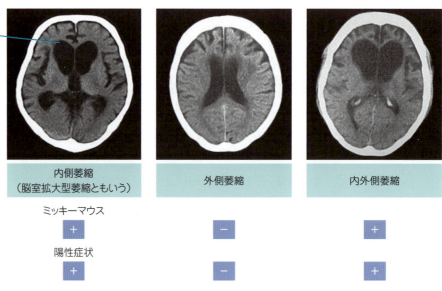

図1　水平断から見た前頭葉萎縮の3型

フロンタルレビーの最大萎縮例

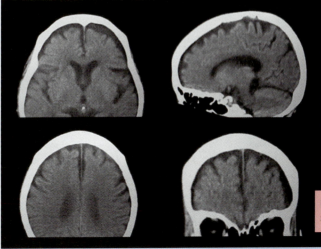

眼窩面萎縮は原則起こらない

78歳女性，レビー小体型認知症，レビースコア 7点，HDS-R 24点

図2 レビー小体型認知症はどこまで前頭葉が萎縮するか

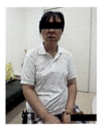

ピック感なし。7年前から抗うつ薬を服用している。

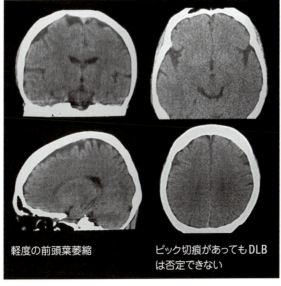

軽度の前頭葉萎縮

ピック切痕があってもDLBは否定できない

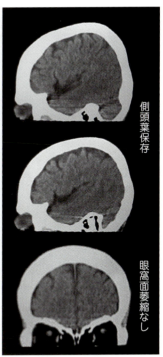

側頭葉保存

眼窩面萎縮なし

FTLDを否定する根拠

52歳女性，レビー小体型認知症，HDS-R 24.5点

図3 フロンタルレビーと前頭側頭葉変性症（FTLD）の鑑別
DLB：レビー小体型認知症

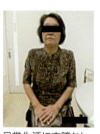
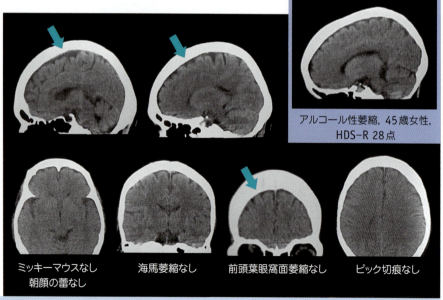

図4 生理的前頭葉萎縮

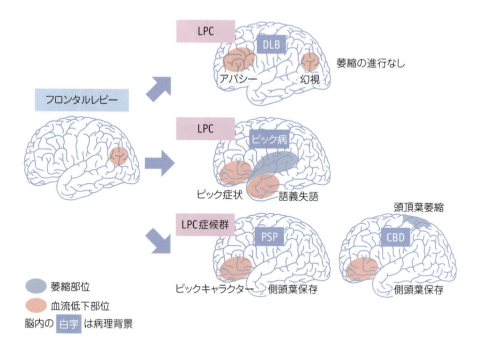

図5 フロンタルレビーの進展（概念図）
LPC：レビー・ピック複合，DLB：レビー小体型認知症，PSP：進行性核上性麻痺，CBD：大脳皮質基底核変性症

(2) 側頭葉萎縮

前頭側頭葉変性症（FTLD）では，側頭極が**朝顔の蕾**のようにとがって，側頭葉皮質に脳溝が切れ込んできます（**図6**）。萎縮が高度になると，コウノメソッドで**サギソウ，エイリアンフィンガー，別れの一本松，偉大なるアフリカ，OKサイン**とネーミングする所見を示します。側頭極の萎縮が語義失語（相手の言葉がわからない）を形成します。冠状断では，萎縮した側頭葉は**ブロッコリー**のように見えます。

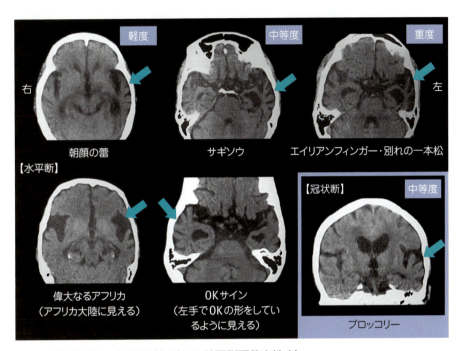

図6 側頭葉萎縮の各段階（全例とも前頭側頭葉変性症）

(3) 側脳室体部

側脳室前角，後角が丸く拡大し，**たらこ**のように見えるのがアルツハイマー型認知症（ATD），前角だけ拡大して**ちまき**のように見えるのがピック病です。典型的には cella media index（CMI：側脳室体部最短幅／頭蓋骨内腔最大幅）が30％を超えます（**図7**）。

もちろん，この値がさらに大きく，**PVL（脳室周囲低吸収域）**まであればNPHです。ただ，PVLのないNPHのほうが多いですし，脳室があまり広がっていないNPHもみられます。逆に脳室拡大型の萎縮を示すATDもいます。

NPH所見を示す患者の約半数は認知症症状のみで，NPHに特有の残りの2症候（歩行障害と尿失禁）がみられません。その場合，症状が現れてきたらすぐにCTを撮影し直しに来院するよう家族に説明しておき，かつ，そのときがシャント手術のタイミングになります。以前のCT所見とあまり変化がなくても脳神経外科にタップテストを依頼して下さい。**症状の出現とCT所見の悪化は必ずしもリンクしません。**

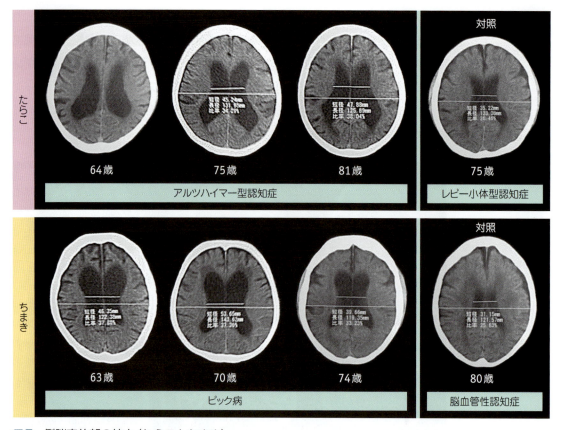

図7 側脳室体部の拡大（たらことちまき）

(4) 第三脳室

第三脳室だけが大きく拡大する所見を示すのはPSPです（図8）。

(5) 頭頂部

頭頂部は，前頭葉上部と頭頂葉から形成されています．ATDは基本的に頭頂部の脳溝が強く（長くて太い），NPHではそれが消失しています（図9）。

前頭葉と頭頂葉の境目でくっきり萎縮度が変わるのが，ピック病の所見である**頭頂葉萎縮回避**です．

また，中心溝より前の部分で両側に局所的な萎縮が起こる**ピック切痕**は，ほかに萎縮部位が見つからない初期のピック病で唯一の所見となる重要なものです．万引きするピック病は総じて脳萎縮が軽く，ピック切痕だけが頼りになります．

ピック切痕を解剖学的に検討した小野道夫先生によると，ピック切痕は1本の脳溝が開大したものではなく脳溝の集合体であるとのことです．

NPHが存在すると，年齢の割に脳溝がみられないという現象が起こります．また，**しわ寄せ現象**として，頭頂部に脳溝が"池"のように集まります．また，頭頂部のビンスワンガー型虚血の存在は，すり足歩行を引き起こします．

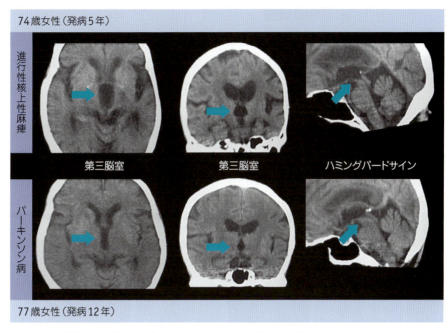

図8 進行性核上性麻痺とパーキンソン病のCT所見の比較

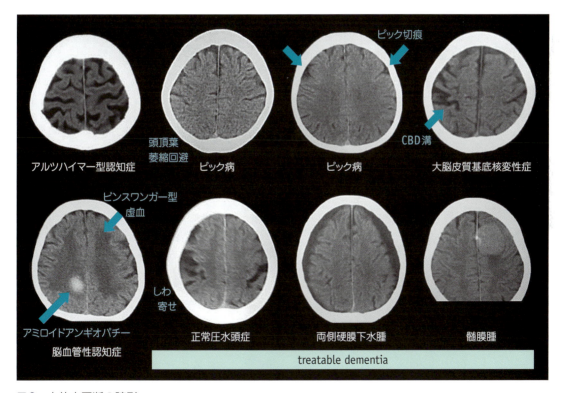

図9 上位水平断の読影
CBD溝：水平断のトップスライスに抽出される，片側だけ太く長い頭頂葉の1本の脳溝。

実践編 ● コウノメソッドの実施方法

(6) 境界領域梗塞

前大脳動脈，中大脳動脈，後大脳動脈の各境界領域に梗塞が起こったものを**表層型境界領域梗塞**といいます。このタイプの梗塞を起こす患者は全身の動脈硬化が進行していることが多く，認知症になりやすいです。

(7) 慢性硬膜下血腫

高齢者の場合，両側性の硬膜下水腫が多くみられますが，脳萎縮と判別がつきにくい場合は，側脳室体部の形状をみて，**正常よりさらにスリムであれば水腫・血腫**とわかります（図10）。

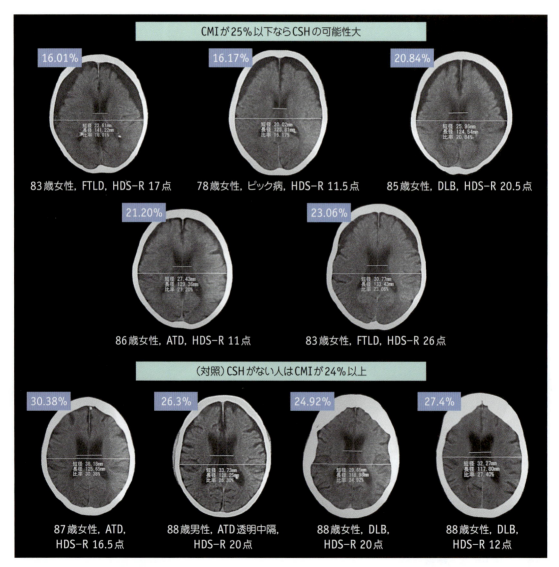

図10　慢性硬膜下血腫の鑑別
CMI24〜25%はグレーゾーン。ただし23.2%以下であればCSHが存在すると考えてよい。頭が細長い人は脳室がスリムに見える。
CMI：側脳室体部最短幅/頭蓋骨内腔最大幅，CSH：慢性硬膜下血腫（水腫），FTLD：前頭側頭葉変性症，DLB：レビー小体型認知症，ATD：アルツハイマー型認知症

中には頭部の横幅が短い人がいて，CSHがなくても側脳室体部がスリムに見えてしまうことがあります．しかし，**CMIを測定すれば24％以上になっている**ので，この数字からCSHを否定できます．

図11は，水腫が吸収されたあと，FTLDの萎縮が潜在していたことが判明した症例です．

図12は，ATDに加えて急性硬膜下水腫が両側に生じ，片側が自然吸収され，片側が血腫化した症例です．非常に示唆に富む症例です．高齢者の血腫は，多くの場合で水腫が先行することがわかるでしょう．水腫は自然吸収されやすく普通は手術しません．一方，血腫は吸収されにくいものです．

図13は，血腫が自然吸収されためずらしいATDの症例です．もともと脳萎縮が強かったことが幸いして脳圧は上がらず，手術なしで1年間歩行できていました．認知症の場合，麻痺症状が現れなければ観察としてもよいのかもしれないと思わせる症例です．しかし，PSPのように頭部を強打しやすい患者は，次の打撲で脳ヘルニアを起こすリスクはあります．

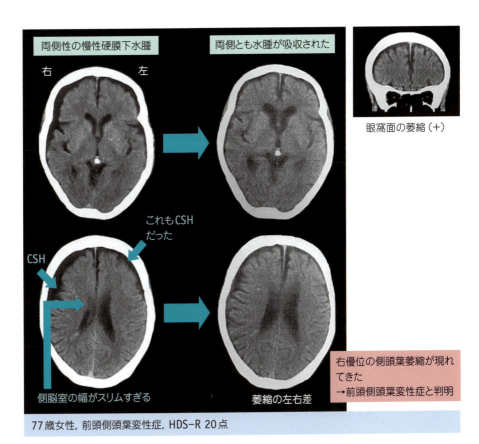

図11　硬膜下水腫吸収後に左右差が明らかになった意味性認知症
CSH：慢性硬膜下血腫（水腫）

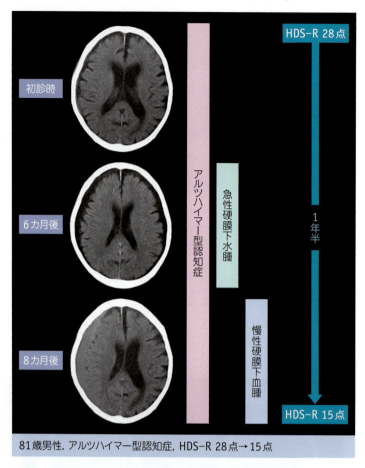

図12　アルツハイマー型認知症に生じた慢性硬膜下血腫

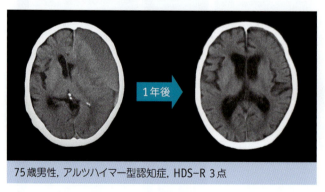

75歳男性，アルツハイマー型認知症，HDS-R 3点

図13　重症アルツハイマー型認知症における慢性硬膜下血腫の自然吸収

2) 冠状断で観察すべき部位・所見

　大脳を前や後ろから見たスライスを**冠状断**といいます。海馬萎縮やNPHの判定に有用なスライスです（図14）。

(1) 海馬

　海馬萎縮2＋以上ではATDの可能性が高まりますが，**最高度萎縮（4＋）になるとむしろピック病であることが多い**です．この場合，海馬以外の所見をみて判断します．

　海馬が萎縮していても，**シルビウス裂の開大のほうが目立つ場合（海馬萎縮置き去り所見）はFTLD**ですから，ほかのスライス（特に矢状断）をよく確認しましょう．また，海馬を観察しているスライスにおいて，上方の大脳表面は頭頂葉でなく前頭葉であることに注意して下さい（図15）．

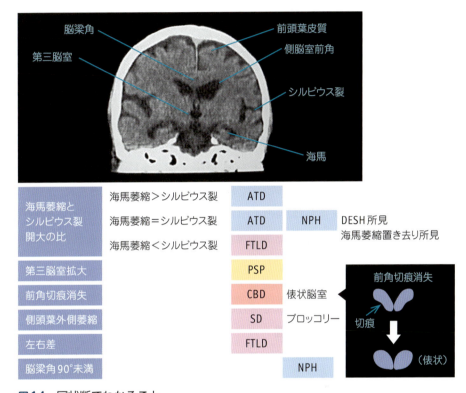

図14　冠状断でわかること

ATD：アルツハイマー型認知症，NPH：正常圧水頭症，FTLD：前頭側頭葉変性症，PSP：進行性核上性麻痺，CBD：大脳皮質基底核変性症，SD：意味性認知症，DESH：disproportionately enlarged subarachnoid-space hydrocephalus

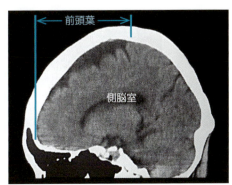

図15　前頭葉は大きい

さて，この①海馬，②シルビウス裂，③前頭葉の3項目について評価しないと，ATDとピック病の鑑別はできません。

図16に示した2例はいずれもATDではありません。左の症例は，①海馬萎縮はなく，②シルビウス裂のみ開大ですから，海馬萎縮置き去り所見であり，FTLDだとわかります。一方，右の症例は，②シルビウス裂開大よりも①海馬萎縮が先行しており，ATDに間違いないと思えます。しかし③前頭葉萎縮が強く，実はほかのスライスを見ると間違いなくピック病なのです。

冠状断だけで説明すると，鑑別できるのかと不安になると思いますが，矢状断で強い前頭葉萎縮が確認できるため心配は不要です。要するに，**海馬萎縮があってもATDと即断はできない**ということなのです。

図17を見て下さい。この図をもとに，より大局的な視点で，海馬，シルビウス裂，前頭葉の関係をつかみましょう。上段の3例は，右に行くほど①海馬が萎縮していますが，③前頭葉萎縮はそれほどでもないのでATDです。2段目は，3例とも③前頭葉萎縮が強いので，もはや，①海馬萎縮は関係なくなります。3例ともピック病です。中央の例がちょうど①海馬萎縮と②シルビウス裂開大が対等ですが，③前頭葉萎縮が強いのでピック病であると考えなければなりません。

また，3段目の4例は，左右差が強いことから，迷うことなくいずれもFTLDと診断できます。③前頭葉萎縮がまったくみられませんが，これは意味性認知症(SD)によくみられる萎縮パターンです。

ぜひとも海馬萎縮＝ATDという"伝説"から脱却して下さい。それだけで，ピック病にドネペジルを処方して興奮させるということがなくなるはずです。

(2) 前頭葉眼窩面

前頭葉は生理的にも萎縮しやすい部位であり，DLBやPSPでもしばしば萎縮しています。

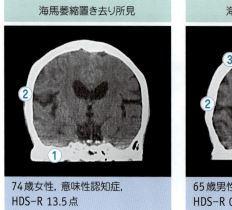
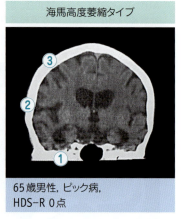

図16 前頭側頭葉変性症(FTLD)の海馬所見

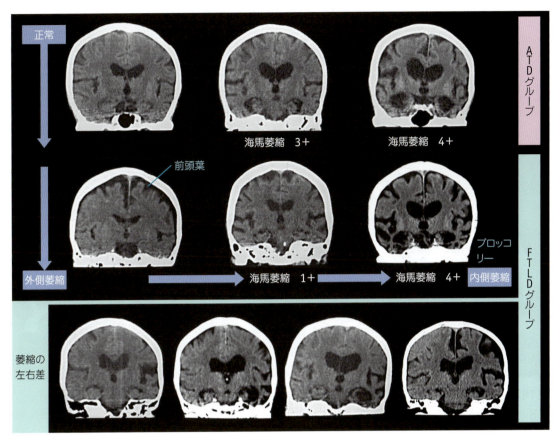

図17 海馬の高度萎縮はピック病
ATD：アルツハイマー型認知症，FTLD：前頭側頭葉変性症

　巨大な容積の前頭葉の中でピック症状を演出する萎縮部位として，前頭葉の一番下の部分，眼窩の直上に脳溝が長く入り込んでいる状態があり，これを**前頭葉眼窩面萎縮**と呼びます。この所見によってピック病であるという信憑性が増し，また，易怒や脱抑制といった症状とリンクしています（**図18**）。

　同じFTLDでも**眼窩面萎縮がないSDには易怒は起こりません**。PSPはPick complexに分類されるだけに，眼窩面萎縮のある患者は易怒的です。

(3) 高位円蓋部

　海馬が観察できるスライスにおいて，高位円蓋部の脳溝が消失し，両側のシルビウス裂が異様に開大した所見を**DESH**（disproportionately enlarged subarachnoid-space hydrocephalus）と呼び，**NPHの決め手**になります*（**図19**）。なお，脳室がさほど大きくなくても**図20**に示す「しわ寄せ」所見があれば，それはNPHの証拠といえます。

＊ DESH所見陰性でも脳梁角（後述）でNPHとわかることもある。

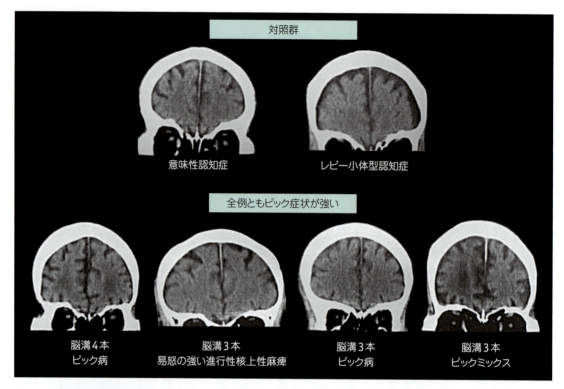

図18　前頭葉眼窩面の萎縮
眼窩の直上の前頭葉皮質に明確な脳溝の切れ込みが観察できるものを陽性とする。

(4) 脳梁角

NPHの所見が明確でないときも，**脳梁角が90°未満（脳梁角狭小化）**の場合にはNPHの可能性があり，ほかの部位の所見が軽微でも，この所見だけを示す患者がいます。この場合もシャント手術が有効で，手術によって歩行が改善する例があります（**図19**）。

(5) 視床

視床は**多発ラクナ梗塞の好発部位**です。海馬萎縮が軽ければVDと考えます。大抵の場合，高血圧（ないし糖尿病）の長い既往歴があるはずです。尾状核頭部の梗塞も記憶にダメージをもたらします。

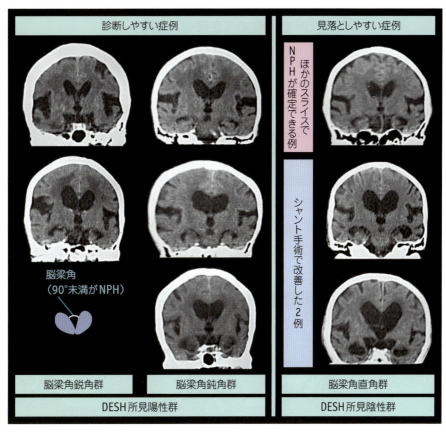

図19　正常圧水頭症のCT所見
NPH：正常圧水頭症

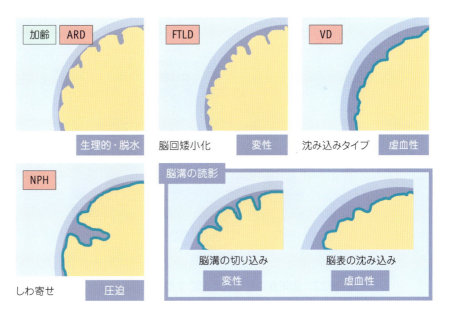

図20　大脳皮質の形状
ARD：アルコール関連認知症，FTLD：前頭側頭葉変性症，VD：脳血管性認知症，NPH：正常圧水頭症

3) 矢状断で観察すべき部位・所見

大脳を側面から見たスライスを矢状断といいます。

(1) 外側(皮質)萎縮

前頭葉萎縮と頭頂葉萎縮の有無や形状を確認することは鑑別診断に役立ちます。

前頭葉のみの萎縮はFTLD，DLB(フロンタルレビー)，PSPです。**前頭葉と頭頂葉がセットで萎縮する**のは大脳皮質基底核変性症(CBD)，FTD-MNDタイプ(前頭側頭型認知症の1タイプ)です(**p.9**の**表1**参照)。

図21は，前頭葉萎縮の**沈み込みタイプ**と**脳回矮小化タイプ**の比較です。前者は非特異的，後者はピック病に特異的な萎縮です。

図22には，各認知症の代表的な症状を引き起こす首座の位置関係を示します。

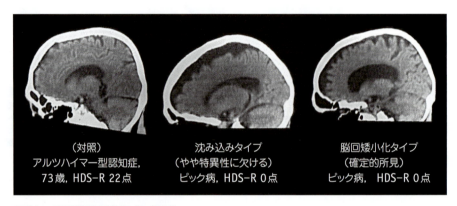

図21 前頭葉外側萎縮(矢状断)

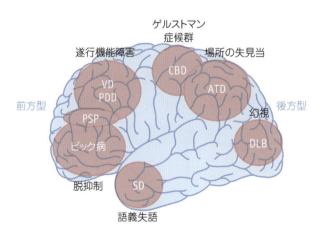

図22 認知症の主症状を起こす首座

CBD：大脳皮質基底核変性症，ATD：アルツハイマー型認知症，VD：脳血管性認知症，PDD：認知症を伴うパーキンソン病，PSP：進行性核上性麻痺，DLB：レビー小体型認知症，SD：意味性認知症

(2) 内側萎縮

中脳の萎縮所見を**ハミングバードサイン**と呼び、一部のPSP患者にみられます。中脳は鳥の顔の部分に当たり、顔が細くなるためにくちばしが長く見えるサインです。図8 (p.79) をもう一度見て、パーキンソン病 (PD) との違いを確認して下さい。

ただしハミングバードサインが現れるPSPは一部ですから、この所見に頼らず、前頭葉萎縮と第三脳室拡大からPSPに気づけるようにしましょう。PSPの患者は腕を振って歩くので、DLBとは異なります。ある程度臨床の印象から先入観をもって読影するほうがうまくいきます。

CBDでは脳梁が菲薄化しますが、CTでは観察しにくく、この点はMRIのほうがわかりやすいです。脳梁は左右の大脳半球を結ぶ神経の束であり、この部位の萎縮が筋力や筋萎縮の左右差を起こします。

(3) 側頭葉萎縮

ナイフの刃様萎縮はFTLDの所見です。特に側頭極が萎縮し (**カモノハシの前足**) 後退すると、語義失語を起こします。側頭葉が萎縮しないのは、FTD-FLDタイプ (笑い上戸)、PSP、CBDです (図23)。

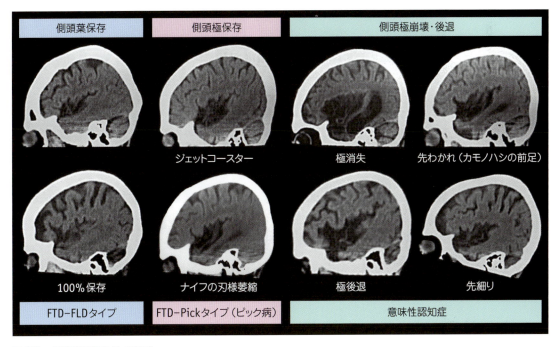

図23 側頭葉萎縮 (矢状断)
FTD：前頭側頭型認知症、FLD：前頭葉変性症

(4) 脳幹萎縮

脳幹萎縮は**多系統萎縮症（MSA）**でみられます（図24）。ハミングバードサインとは合併しません。脳幹（橋）は鳥のお腹の部分に当たります。萎縮によって夜間無呼吸が起こり，予後を悪化させます。

(5) 小脳の萎縮

小脳のみの萎縮は**皮質性小脳萎縮症（CCA）**でみられます（図24）。ただし，高齢者では症状がないにもかかわらず小脳が萎縮しているように見える患者もいます。

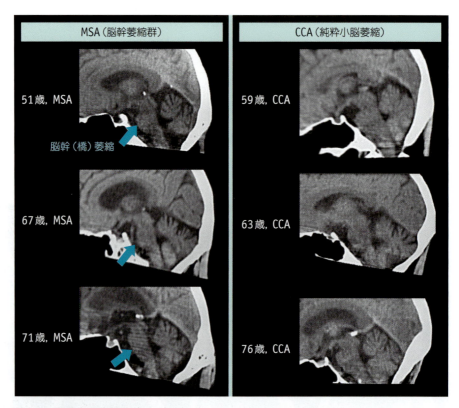

図24　脊髄小脳変性症（SCD）
MSA：多系統萎縮症，CCA：皮質性小脳萎縮症

4) 三大認知症のCT所見のイメージ

図25に，ATD，DLB，ピック病のCT所見イメージをまとめました。

90歳以上になるとATDが3割程度に減り，**神経原線維変化型老年期認知症（SD-NFT）や嗜銀顆粒性認知症（AGD）**が増加します。しかし，後二者は老人斑がないので進行が緩徐です。図26に示した通り，海馬萎縮なども穏やかで，あえて保険薬を服用させなくてもサプリメントでうまく生活していける人が多いです。ただしAGDはピック症状を呈するので，90歳以上であってもクロルプロマジン（ウインタミン®）を処方してかまいません。

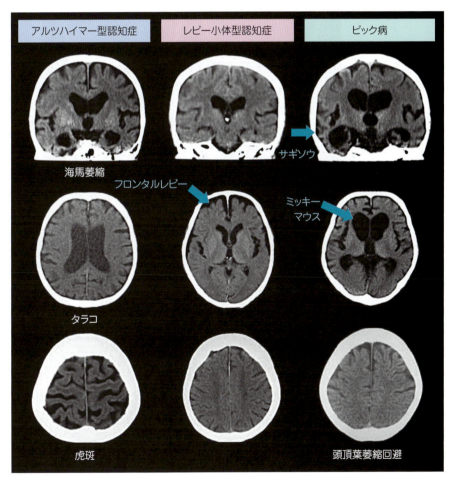

図25　三大認知症のCT画像の注目点

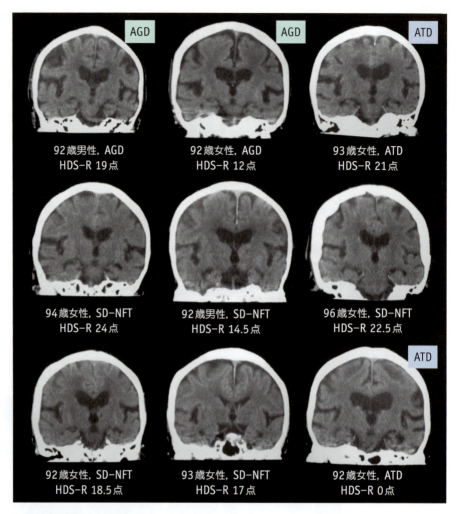

図26 90歳以上の認知症
AGD：嗜銀顆粒性認知症，ATD：アルツハイマー型認知症，SD-NFT：神経原線維変化型老年期認知症

3　合併症例の読影方法

　図27にATD，NPH，VDの3疾患が合併した67歳の症例を示します。海馬萎縮が軽いことを除けば，本例は3疾患を読み取る比較的決定的な所見をきちんと示しています。

　まず，**後方型の萎縮**であり，ピック病の決定打である**眼窩面萎縮がありません**。また**不自然な"池"の存在**はNPHを決定し，また，認知症を起こす程度の規模の**多発梗塞**があります。

　改訂長谷川式スケール（HDS-R）はまだ24点あるとはいえ，67歳の若さで3疾患が合併している状況は深刻です。抗酸化物質のサプリメントや点滴は励行していったほうがよいでしょう。

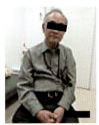
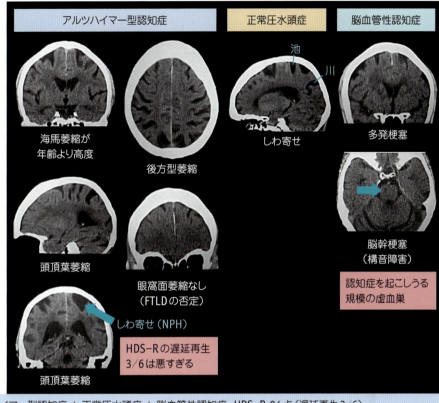

67歳男性，アルツハイマー型認知症 ＋ 正常圧水頭症 ＋ 脳血管性認知症，HDS-R 24点（遅延再生3/6）

図27　3疾患合併をどう読むか

VI章 処方マスターになろう

　認知症患者に薬剤を処方するときには，まず**標的症状**を設定する必要があります。1999年のドネペジルの登場以降，認知症にはとにかくアセチルコリンエステラーゼ阻害薬を処方すればよいと考えられがちなのですが，そうではありません。なぜなら，前述の通り，ドネペジルの投与によって怒りっぽくなったり，歩行が阻害されたりする場合があるからです。ガランタミン（レミニール®）では激しい嘔吐，リバスチグミン（リバスタッチ®パッチ）ではかぶれといった副作用も無視できません。

　中でもドネペジルの副作用が気づかれにくいのは，認知症の進行と同じ症状を示すからでしょう。また，レミニール®やメマンチン（メマリー®）の服用で眠気が生じることも十分には知られていません。

　標的症状は，言うまでもなく**介護者が決めること**です。介護者に，**一番困っていること，何を治してほしいのかを尋ねる**のです。

　介護者が困っていること，患者の病型を素早く知るには，前述の「問診票」を活用します（p.37の図5参照）。これがカルテの表紙についていると効率がよいのです。「怒りっぽい」に○（マル）がついていれば，薬が必要なほど怒りっぽいかどうか，そして，それを薬で鎮めることを希望するかどうかを尋ねるのです。

1 抑制系薬剤の処方

1）抑制系薬剤の選択

　アルツハイマー型認知症（ATD），脳血管性認知症（VD）なら**チアプリド（グラマリール®）**，ピック病や意味性認知症（SD）なら**クロルプロマジン（ウインタミン®）**，肝障害があれば**ジアゼパム（セルシン®）**が基本です。

　第三選択は**クエチアピン（セロクエル®）**（ただし糖尿病には禁忌），これらの薬剤に奇異反応を示すときは**プロペリシアジン（ニューレプチル®）**です。

レビー小体型認知症（DLB）の幻視には，まずは**抑肝散**が第一選択になります。パーキンソニズムがあまりなければ妄想には**ハロペリドール（セレネース®）**です。DLBでも，陽性症状が強い場合（電話魔，叫び声，介護抵抗）には，ウインタミン®にします。

なお，高齢者には抑肝散3包は処方しないで下さい。低カリウム血症のリスクが高まります。原則2包までとして，それでも幻視・妄想が消失しない場合はセレネース®に変更します。

2) 抑制系薬剤の使用量

抑制系薬剤の1回の最低使用量は次の通りです。

> グラマリール®：15mg（細粒）
> ウインタミン®：4mg（細粒）
> セルシン®：1mg（2mg錠の半分）
> セロクエル®，クエチアピン12.5mg錠「アメル」：12.5mg
> ニューレプチル®：3mg（細粒）
> セレネース®：0.3mg（細粒）

2 覚醒系薬剤の処方

1) シチコリン注射

p.15の図3で示したように，意識障害系の患者はすぐに覚醒させなければなりません。**傾眠，せん妄にはシチコリン静注**が有効です。

普通傾眠と低活動性せん妄には1,000mg，やや陽性症状の強いせん妄なら500mgにしておきます。重症の傾眠には，自費になりますが2,500mgまで増量可能です。

大せん妄の場合は，1,000mgは多すぎますが，500mgだとちょうど覚醒し，その後の経過が良好になります。

図1の女性患者は，あまりにも陽性症状が強いため，シチコリンの投与は控え，**グルタチオンで軽く覚醒させ**成功した例です。

2) シンメトレル®ロケット

シチコリン静注が無効でも，**朝または朝・昼のみのアマンタジン高用量投与（シンメトレル®ロケット）**が奏効する患者がいます（朝のみの投与を「シングル」，朝・昼の

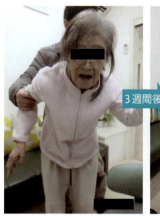
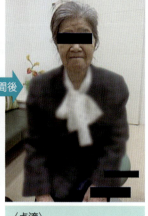

3週間後

〈点滴〉
グルタチオン 1,600mg
ソルコセリル® 8mL
ビタミンC 1,000mg

〈その日の夕からの処方〉
セルシン® 2mg×3
ニューレプチル® 3mg×3
ドグマチール® 50mg（隔日）
ベンザリン® 10mg（就寝前）
ラコール® 1本

84歳女性，ピック病，HDS-R 12.5点

図1　せん妄を点滴と内服でコントロールできた例

投与を「ダブル」と呼んでいます）。1回の用量は**75～125mg**です。奏効しない場合は中止して下さい。原因不明の体調不良を生じ，食事ができなくなることがあります。また，ハイテンションになった場合は中止せずに25mgだけ用量を落として下さい。

3　興奮系薬剤の処方

1）興奮系薬剤の選択

認知症の暗い表情，無気力にはまず**ニセルゴリン（サアミオン®）**を使用し，それが奏効しない場合は**ドネペジル**適量を用います。3番目が**シンメトレル®**ロケットの順で試みましょう。

食欲がない場合は，**スルピリド（ドグマチール®）**50mg（30日以内限定）＋**ポラプレジンク（プロマック®D）**75mg×2の「食欲セット」を処方します（「食欲セット」については後述，p.124参照）。

アパシーでなくうつ状態に間違いないと思われる場合は，最終手段として**セルトラリン（ジェイゾロフト®）**を12.5mg（25mg錠の半錠）から開始します。

2）うつ状態への処方のまとめ

まとめると，認知症のうつ状態に対しては，①**興奮系薬剤**，②**中核薬**，③**抗うつ薬**の順で投与するということです。高齢者の脳内は多系統神経伝達物質欠乏になっており，認知機能と気分の低下が合併した場合，**アセチルコリン→セロトニンの順で補う**ことが鉄則です。

なお，いずれの内服薬でもうまくいかない高齢者に対しては，一度**シチコリン1,000mg注射**を試みて下さい。特にDLBの場合，被毒妄想のために食事をしない場合があり，こうしたケースはシチコリンで一気に改善させることができます。

3）興奮系薬剤のとらえ方

図2に広義の興奮系薬剤（サプリメントを含む）を示します。狭義には興奮系に分類されない薬剤でも，**患者の条件によって興奮性を帯びる**ということがわかるでしょう。広義の興奮系薬剤とは，いい意味では元気になる，悪い意味だと周囲に迷惑がかかる態度を示す，というニュアンスの作用をもつものです。

コウノメソッド実践医が，日々パニックにならずスピーディに外来をこなしていけるのは，コウノメソッドに処方哲学があり，システム化されているからです。病理基盤の推定が難しい患者に対しては対症療法に徹し，**介護者の希望に沿った薬を処方しているだけ**なのです（**図3**）。

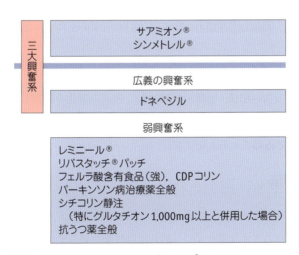

図2 興奮系と考えられる薬剤・サプリメント

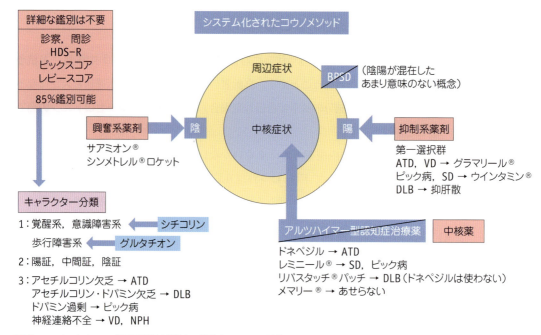

図3 コウノメソッド実践医が迷わず処方できる理由
ATD：アルツハイマー型認知症，DLB：レビー小体型認知症，VD：脳血管性認知症，NPH：正常圧水頭症，SD：意味性認知症

4 処方のテクニック

本項では，薬剤の潜在能力を最大限に引き出すテクニックについて解説します。

1) センサリング

規定より少ない用法・用量から開始し，患者の変化を観察しながら**治療窓（副作用なくかつ効果が得られる用量の範囲）を探ること**を指します。**増量一方ではなく，時には減量してみる**ことも大切です。

2) 家庭天秤法

これまでにも度々解説してきた通り，抑制系薬剤によって過鎮静が起こった場合には，その状態のまま放置せずに，直ちに投与量を減らすことが大切です。**医師の指示に基づいて，介護者や施設スタッフが投与量を加減する**ことを家庭天秤法と呼び，コウノメソッドの三本柱のひとつでもある大切なテクニックです。

3) サーフィンアレンジ

患者に現れる陽性症状と陰性症状の波に合わせて，抑制系・興奮系・中核薬を加減

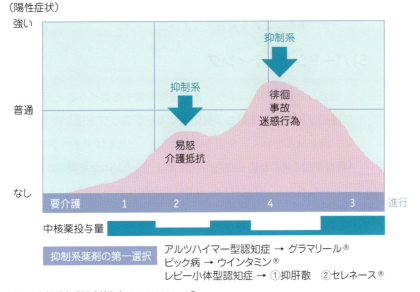

図4 抑制系薬剤処方のタイミング

していくことを指します。要するに、患者の症状に逆らわないということです（図4）。

4) 危険分散

副作用を生じさせず，薬剤のよさを最大限引き出すために，**各々の薬剤がもつリスクを分散させる処方テクニック**の総称です。

(1) 中核薬の危険分散

たとえば，中核薬を開始したいものの，認知症初期段階であるために，時に薬が強すぎ，吐き気や易怒の出現が予想される場合，1回投与量を半錠にして朝・夕の2回にわけて服用させるのも危険分散のテクニックです。この場合，たとえばドネペジル1.5mg×2で開始します。場合によっては1.67mg×3がマッチする患者もいます。このような工夫さえできれば，元来ドネペジルは安全で使いやすい薬です。

レミニール®の投与初期にみられる嘔吐は激烈です。当然ドンペリドン（ナウゼリン®）10mgを最初の5日間だけでも朝食前に併用すべきですし，4mg内用液を処方して，最初だけ20％程度を廃棄するように介護者に説明するのも危険分散の工夫です。

(2) その他の例

同様に，心因性腰痛にデュロキセチン（サインバルタ®）を初めて処方する際には，患者に合わないと強い吐き気が起こるため，20mgカプセルを開けて中身を20％程度廃棄し，カプセルをはめ直して飲ませるよう介護者に伝えます。3〜4日そのように服用してみて，問題がなければ全量服用とします。

また，レボドパの1回投与量を減らして，その分投与回数を増やすという危険分散

の方法は，ジスキネジアの発生を防ぐために行われてきた，神経内科の古典的なテクニックであり，これを見習えばよいのです。

5) バードシューティング

処方した薬の服用により，ある程度興奮するだろうことが予想される場合に，同時に**最初から抑制系薬剤も少量処方するテクニック**を指します（飛ぶ鳥を射撃するときに，鳥が飛んでいく先を狙うことから）。たとえばドネペジル3mg開始では多すぎる（興奮が起こる）と思ったら，グラマリール®25mgを同時に服用させます。興奮が起こらなかったら，2回目の処方ではグラマリール®を外します。

6) 中核薬スイッチのタイミング

中核薬の種類を変更するときは，以下の点に留意して下さい。

①ドネペジル→レミニール®の場合：すぐにスイッチするとアセチルコリン過剰になるため，3日程度休薬してからにする。

②ドネペジル→リバスタッチ®パッチの場合：休薬せずスイッチしてよい。

また，ドネペジル5mgと等価なのはレミニール®16mg，リバスタッチ®パッチ9mgなので，レミニール®8mgやリバスタッチ®パッチ4.5mgの期間は7日程度でよいのが通例であり，早めに増量しないと認知機能が低下する恐れがあります。ただ，これは理論上の話で，患者によっては開始用量でよくなる例もあり，よくなったのならその用量を維持してもよいでしょう。

7)「効いたらとめろ」

症状が改善したら，それ以上薬剤を増量しないのがコウノメソッドにおける鉄則です。「増量したらもっとよくなるのではないか」と考えないほうがよく，増量によって，せっかくの改善効果が消え，むしろ悪化していくことのほうが多いのです。それは，認知症や発達障害[1]においては，薬剤の効果が釣鐘状の反応曲線を描くからです。製薬会社などからは用量依存性と説明されますが，これは脱落例を除いた患者のみの改善率を示したにすぎないデータだと考えたほうがよいでしょう。

5 疾患別第一選択薬

コウノメソッドの基本は対症療法ですが，疾患別にはどのような治療を推奨しているのかを**表1**にまとめました。**表2**には，コウノメソッドで使用する薬剤の一覧とその治療窓，また**表3**には，短時間で鑑別診断するための要点と処方における禁止行為をまとめました。

表1 疾患別治療選択肢一覧

疾患	中核薬	抑制系薬剤	主力サプリメント	点滴療法
ATD	ドネペジル	グラマリール®	フェルラ酸含有食品	ソルコセリル®中心
DLB	リバスタッチ®パッチ	抑肝散，セレネース®	フェルラ酸含有食品	シチコリン中心
VD	レミニール®	グラマリール®	ルンブルクスルベルス含有食品	シチコリン中心
ピック病	レミニール®	ウインタミン®，コントミン®	フェルラ酸含有食品	グルタチオン中心
SD	レミニール®	ウインタミン®，コントミン®	フェルラ酸含有食品	シチコリン中心
PSP	レミニール®	ウインタミン®，コントミン®	N-アセチルシステイン	グルタチオン中心
CBD	リバスタッチ®パッチ	ウインタミン®，コントミン®	N-アセチルシステイン	グルタチオン中心
MSA	リバスタッチ®パッチ	ウインタミン®，コントミン®	N-アセチルシステイン	グルタチオン中心
NPH	リバスタッチ®パッチ	グラマリール®	フェルラ酸含有食品	グルタチオン中心

ATD：アルツハイマー型認知症，DLB：レビー小体型認知症，VD：脳血管性認知症，SD：意味性認知症，PSP：進行性核上性麻痺，CBD：大脳皮質基底核変性症，MSA：多系統萎縮症，NPH：正常圧水頭症

表2 コウノメソッドで使用する薬剤と治療窓

	一般名	先発品名	治療窓
中核薬	ドネペジル	アリセプト®	1〜8mg
中核薬	リバスチグミン	リバスタッチ®パッチ，イクセロン®パッチ	2.25〜13.5mg
中核薬	ガランタミン	レミニール®	4〜24mg
中核薬	メマンチン	メマリー®	5〜20mg
抑制系薬剤	チアプリド	グラマリール®	15〜150mg
抑制系薬剤	クロルプロマジン	ウインタミン®細粒，コントミン®錠	4〜75mg
抑制系薬剤	ジアゼパム	セルシン®	1〜3mg
抑制系薬剤	クエチアピン	セロクエル®	12.5〜75mg
抑制系薬剤	プロペリシアジン	ニューレプチル®	3〜15mg
抑制系薬剤	ハロペリドール	セレネース®	0.3〜1.5mg
抑制系薬剤	抑肝散	抑肝散	2.5〜5g
抑制系薬剤	リスペリドン（頓用限定）	リスパダール®	0.5〜1.5mg
抑制系薬剤	オランザピン（頓用限定）	ジプレキサ®	ザイディス®5mg
興奮系薬剤	アマンタジン	シンメトレル®	50〜250mg
興奮系薬剤	ニセルゴリン	サアミオン®	5〜15mg
パーキンソン病治療薬	レボドパ・カルビドパ	メネシット®	25〜600mg
パーキンソン病治療薬	ペルゴリド	ペルマックス®	50〜150μg
パーキンソン病治療薬	レボドパ・ベンセラジド	マドパー®	0.5〜3錠
パーキンソン病治療薬	ドロキシドパ	ドプス®	100〜600mg
パーキンソン病治療薬	プラミペキソール	ビ・シフロール®	0.125〜1.5mg
パーキンソン病治療薬	トリヘキシフェニジル	アーテン®	1〜2mg
睡眠薬	ブロチゾラム	レンドルミン®	0.75mg
睡眠薬	ニトラゼパム	ベンザリン®，ネルボン®	2.5〜10mg
睡眠薬	リルマザホン	リスミー®	1〜2mg

治療窓：副作用なくかつ効果が得られる用量の範囲

表3 短時間で把握する疾患の特徴

症状/様子	分類	考えられる疾患	コウノメソッドにおける要点	サプリメントの適応 CDPコリン	サプリメントの適応 NAC
バイタリティ分類	覚醒系	ATD, FTLD	易怒にはドネペジル禁止		
	意識障害系	DLB	シチコリン静注の実施	○	
	歩行障害系	NPH, VD, PDD, PSP, MSA, CBD	ドネペジル禁止	○	○
表情	無表情	DLB	アパシーにはシチコリン	○	
	びっくり眼	ピック病, PSP	フェルラ酸含有食品（弱）		
体幹傾斜	側方	DLB	ドパコール®チャレンジテスト		○
	頸部後屈	PSP	ドパコール®チャレンジテスト		○
	前倒れ	CBD	ドパコール®チャレンジテスト		○
家族を振り返る，足を組む，腕を組む，いすを回す	前頭葉症状	ピック病	ドネペジル禁止		
筋固縮	歯車様	PDD, DLB, 薬剤性	ドネペジル禁止		○
	鉛管様	VD, NPH, PSP, CBD	グルタチオン点滴		○
声の大きさ/アームスイング	小声/腕を振らない	PDD, DLB	ドネペジル禁止	○	
	大きくて構音障害/腕を振る	PSP, MSA	グルタチオン点滴		○

ATD：アルツハイマー型認知症，FTLD：前頭側頭葉変性症，DLB：レビー小体型認知症，NPH：正常圧水頭症，VD：脳血管性認知症，PDD：認知症を伴うパーキンソン病，PSP：進行性核上性麻痺，MSA：多系統萎縮症，CBD：大脳皮質基底核変性症，NAC：N-アセチルシステイン

1）アルツハイマー型認知症（図5）

(1) 中核薬の選択

　　ATDの中核症状には，どの程度脳内アセチルコリンが不足しているのかを探る意味でも**ドネペジルからの開始が基本**となるでしょう．ただし，特に高齢者に対してはその用量調節が非常に重要です．**図6**には，ドネペジルの投与にはさじ加減が大切である理由を示しました．

　　第二選択は，食欲のある患者ならレミニール®，皮膚が強い患者ならリバスタッチ®パッチとします．メマリー®は早期からは使わないほうがよいでしょう（その意味では用法通りです）．

　　なお，**シロスタゾール（プレタール®）**50mg（夕）の併用は，ATDの脳内アミロイドクリアランスの作用が期待されています．

(2) 改訂長谷川式スケールのスコア別処方

　　改訂長谷川式スケール（HDS-R）のスコアから，中核薬の処方量の目安を考えるこ

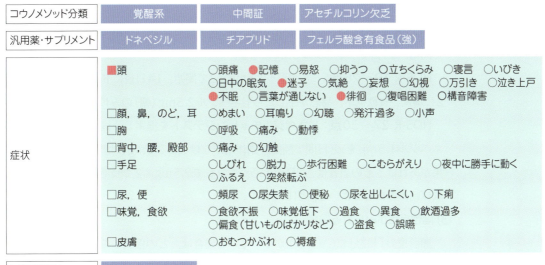

コウノメソッド分類	覚醒系	中間証	アセチルコリン欠乏
汎用薬・サプリメント	ドネペジル	チアプリド	フェルラ酸含有食品（強）

症状
- ■頭　○頭痛　●記憶　○易怒　○抑うつ　○立ちくらみ　○寝言　○いびき　○日中の眠気　●迷子　○気絶　○妄想　○幻視　○万引き　○泣き上戸　●不眠　○言葉が通じない　●徘徊　○復唱困難　○構音障害
- □顔，鼻，のど，耳　○めまい　○耳鳴り　○幻聴　○発汗過多　○小声
- □胸　○呼吸　○痛み　○動悸
- □背中，腰，殿部　○痛み　○幻触
- □手足　○しびれ　○脱力　○歩行困難　○こむらがえり　○夜中に勝手に動く　○ふるえ　○突然転ぶ
- □尿，便　○頻尿　○尿失禁　○便秘　○尿を出しにくい　○下痢
- □味覚，食欲　○食欲不振　○味覚低下　○過食　○異食　○飲酒過多　○偏食（甘いものばかりなど）　○盗食　○誤嚥
- □皮膚　○おむつかぶれ　○褥瘡

最重要検査　HDS-R

患者の姿，CT画像

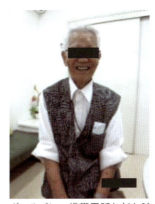 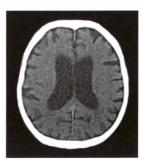

たらこ

体幹傾斜なし，幻視，寝言なし，歩行障害なし，健常人にしか見えない。遅延再生1/6以下。

ボールペン，携帯電話などをぶら下げている（置き忘れるため）。遅延再生1/6以下。

図5　アルツハイマー型認知症のパターン

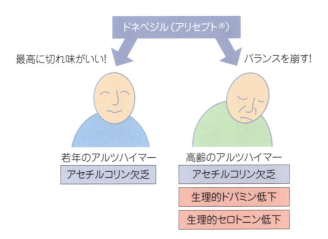

図6　ドネペジルにさじ加減が必要な理由

ともできます。

HDS-R 5〜18点：ドネペジル3mg（朝）＋ナウゼリン®10mg（食前，5日間のみ）で開始。14日でドネペジル5mgに増量。

HDS-R 19〜26点：ドネペジル1.5mg×2で開始。14日後にドネペジル2.5mg×2に増量。食欲低下，易怒が生じたらドネペジル2.5mg（朝）のみにいったん落とす。

HDS-R 27〜30点：**ドネペジルチャレンジテスト**を提案し，同意が得られればドネペジル1.5mgを28日間で開始。副作用がなければ2.5mgに増量し，14日後に効果があれば，その患者はATDだと心づもりして2.5mg×2で長期投与。副作用があれば朝のみにしてよいと説明しておく。

(3) 陽性症状がみられる場合

問診票の「易怒」に○（マル）がついている場合は，どの程度かを家族に尋ね，ドネペジルによって易怒に拍車がかかりそうなら，**初期だけでもグラマリール®25mgを併用する**のが無難です。

図7は，コウノメソッドの入門編的なATDへの処方の考え方です。

(4) サプリメントの活用

ATDは治しにくい認知症です。初めから抗酸化・アセチルコリン賦活作用のあるサプリメント（フェルラ酸含有食品）を提案しておいてもよいでしょう。

少し易怒がある患者，55歳以下の患者には，フェルラ酸含有食品（強・粒タイプ）を1日3粒，穏やかで56歳以上の患者には，フェルラ酸含有食品（強・顆粒タイプ）を1日2〜3本（粒タイプの4〜6錠と同じ）で開始するよう勧めます。

その際に，筆者はだいたいの目安として「保険薬で明確に効果がわかるのは35％程度，サプリメント併用で65％」と説明しています。サプリメント併用によって改善がみられた場合，ドネペジルをいったん中止してみてもかまいません。サプリメント

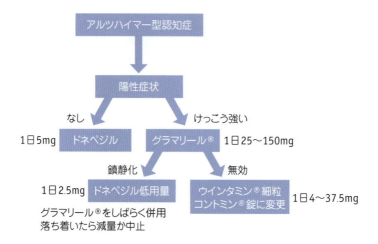

図7 コウノメソッド入門編：アルツハイマー型認知症への処方

とドネペジルを併用したほうがより効果的であるというデータはありません。その場合，通院が半年ごとにできます。

2) レビー小体型認知症（図8）

(1) レビー小体型認知症の診断条件

DLBには薬剤過敏性があるため，処方に際してはその臨床診断が正しいことがやはり大切です。図9にDLBと診断するための条件を掲げました。これを見ると，必須症状も中核症状もDLBに特有のものではなく，決定打にはなりません。進行性核上性麻痺（PSP）などでも幻視はみられます。むしろ筆者は，**REM睡眠行動障害**や**薬剤過敏性**にDLBらしさを感じます。HDS-Rのときに，数字関係が不得意＋遅延再生が得意という，**ATDとは逆パターン**の答え方をすることを覚えておくと便利です（p.61の図3参照）。

コウノメソッド分類	意識障害系	歩行障害系	陰証	アセチルコリン・ドパミン欠乏
汎用薬・サプリメント	リバスチグミン	抑肝散	シチコリン静注	フェルラ酸含有食品（弱）

症状			
■頭	○頭痛 ●記憶 ○易怒 ●抑うつ ○立ちくらみ ●寝言 ○いびき ●日中の眠気 ○迷子 ●気絶 ○妄想 ●幻視 ○万引き ○泣き上戸 ●不眠 ○言葉が通じない ○徘徊 ○復唱困難 ○構音障害
■顔, 鼻, のど, 耳	○めまい ○耳鳴り ●幻聴 ○発汗過多 ●小声
□胸	○呼吸 ○痛み ○動悸
■背中, 腰, 殿部	●痛み ●幻触
■手足	○しびれ ○脱力 ●歩行困難 ○こむらがえり ●夜中に勝手に動く ○ふるえ ○突然転ぶ
■尿, 便	○頻尿 ○尿失禁 ●便秘 ○尿を出しにくい ○下痢
■味覚, 食欲	●食欲不振 ○味覚低下 ○過食 ○異食 ○飲酒過多 ○偏食（甘いものばかりなど） ○盗食 ○誤嚥
■皮膚	○おむつかぶれ ●褥瘡

最重要検査	レビースコア

患者の姿

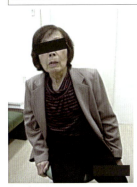

側方傾斜

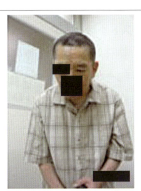

相手を見ない（意識障害）

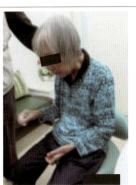

暗い, 小声, 指を丸めている

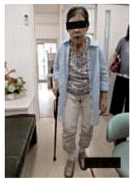

さほど小刻み歩行ではない

図8 レビー小体型認知症のパターン

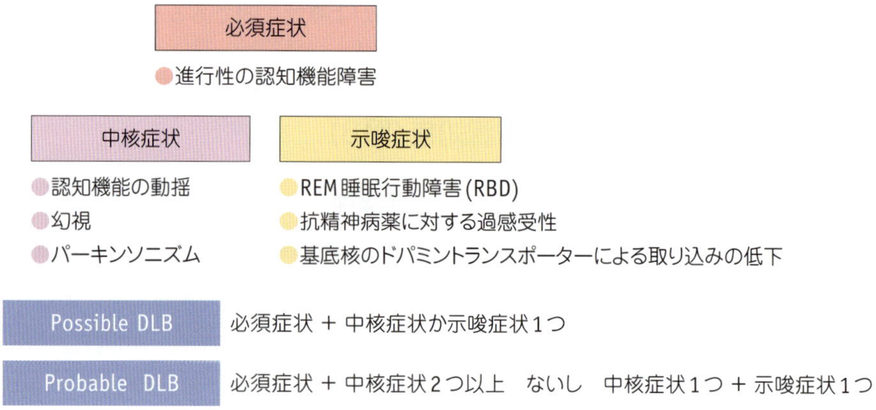

```
                        必須症状
                    ●進行性の認知機能障害

        中核症状              示唆症状
   ●認知機能の動揺        ●REM睡眠行動障害（RBD）
   ●幻視                ●抗精神病薬に対する過感受性
   ●パーキンソニズム      ●基底核のドパミントランスポーターによる取り込みの低下

   Possible DLB    必須症状 ＋ 中核症状か示唆症状 1 つ
   Probable DLB    必須症状 ＋ 中核症状 2 つ以上　ないし　中核症状 1 つ ＋ 示唆症状 1 つ
```

図9 レビー小体型認知症と臨床診断する際の約束事
DLB：レビー小体型認知症

(2) 中核薬の選択

　DLBに対する中核薬の第一選択は**リバスタッチ®パッチ**が基本です。13.5mg以上で初めて効果が現れた患者はほとんどいません。特に18mgの使用は避けたほうがよいでしょう。リバスタッチ®パッチでもパーキンソニズムが誘発されるのは18mgからです。13.5mgで効かなければ、**シンメトレル®**で活気を出したり、周辺の薬でサポートしたほうが、成功率は高くなります。**中核薬で全員がよくなるわけではありません。**

　DLBにはいろいろな個性をもつ患者がいるので、歯車現象がまったくなく、早く歩ける人ならドネペジルでの開始も一法ではありますが、3mgで頭がクリアになったと言うなら、5mgへの増量は禁止です。コウノメソッドの「効いたらとめろ」の原則です。ただし、中核薬の処方に不慣れな場合には、やはりDLBにドネペジルをあえて使用する必要はないでしょう。

(3) パーキンソニズムに対する処方

　パーキンソニズムが現れてきたら、まずはレボドパ・カルビドパ（ドパコール®）を用いて**ドパコール®チャレンジテスト**を行います。ドパコール®25mg（50mg錠の半錠）を2〜3回服用してもらい、副作用（妄想、浮遊感、吐き気）が出なければ、1錠×2程度で様子をみます。パーキンソン病（PD）なら1日600mgまで可能ですが、DLBでは450mg程度が上限でしょう。

　第二選択は、妄想の少ない患者なら、心雑音がないことを確認して**ペルゴリド（ペルマックス®）**150μg（50μg錠×3）を追加します。

　ドパコール®が合いにくい患者は、**レボドパ・ベンセラジド（マドパー®）**への切り替えか併用を検討します。最初の一歩が出にくい患者はPSPの可能性があります。

　歩行対策として最初から行うべきことは、サプリメントのN-アセチルシステイン

（600mg×3）を開始することです。サプリメントの使用によってレボドパの必要量が減るのが理想ですし，点滴の回数も減らせる可能性があります。

(4) 幻視・妄想に対する処方

　　幻視・妄想の消失を第一目的に来院したDLB患者には，まず**ドネペジルを中止すること**が肝心です。**抑肝散**で消失させられれば一番よいですが，3包まで増量して2週間で消えなければ抑肝散はあきらめて下さい（ただし高齢者には3包は基本的に服用させない）。低カリウム血症のリスクが上昇します。コウノメソッドのポリシーは「"強い薬"を少量使う」です。

　　DLBとはいえ歯車現象が軽く，振戦がないなら**セレネース®**の使用も可能です。1回0.3mgまたは0.5mgを1日3回まで使えます。1回0.5mgでパーキンソニズムが悪化するなら，**ウインタミン®**細粒4～6mgも併用して危険分散しましょう。

　　この2種の抑制系薬剤で幻視を消失させられそうにない場合は，一度**シチコリン1,000mgを静注**してみましょう。幻視は消失するか，あるいは抑制系薬剤の必要量が減るはずです。

(5) サプリメントの活用

　　現在，筆者の外来で保険薬，サプリメント，コウノカクテルすべての中で最も改善率が高いものはサプリメントのCDPコリンです。すぐに結果を出したいとき，意識障害傾向の患者には第一選択といっても過言ではありません。

　　また，長年にわたって綱渡りの内服治療が続く疾患ですから，早めの段階からフェルラ酸含有食品（弱）を1日2～3本併用しておくことを勧めます。陰陽の波が消え，安定して過ごすことができます。

　　独居など，望ましくない住環境のDLB患者において，前頭葉機能が低下することで，被害妄想に対して警察に電話をしてしまったり，妄想相手に敵意を示し，介護抵抗が出現したりすることがありますが，これはすなわち**LPC化**です。この場合は，ウインタミン®の必要量が増えます（1日30mgを限度に増量）。その際，使用していた，ドネペジル，レミニール®，リバスタッチ®パッチは一斉に半減して下さい（あるいは一時休止）。そうしないと精神科に緊急入院になる恐れがあります。

(6) うつ状態に対する処方

　　うつ状態が増強し，まったく食事が摂れなくなったら，**ドグマチール®**50mg（朝）を，30日以内に撤退することを条件に処方します。その際，シチコリン1,000mg静注も試みて下さい。

　　体は比較的元気で食事ができるなら，**ジェイゾロフト®**12.5mg（25mg錠の半錠）（夕）が服用可能かテストして，副作用が出なければ1錠（25mg）にします。その際，アセチルコリンが少し補充されていることが必要であるため（アセチルコリン先発の原則），リバスタッチ®パッチ4.5mg程度（半分でもよい）を事前に貼付しているほう

が無難です。

(7) レビー小体型認知症への処方のまとめ

DLBへの処方をまとめると，安全トライアングルは，**リバスタッチ®パッチ，ドパコール®，セレネース®**です（必ずしもすべて使用するわけではありません）（図10）。ドネペジルを使用してしまうと，後々のコントロールが難しくなります。

図11には家族の希望に応じたDLBへの処方をまとめました。

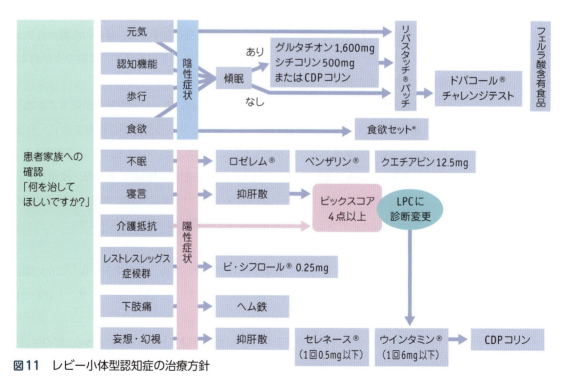

図10　レビー小体型認知症の安全トライアングル
フェルラ酸含有食品（弱）：1日2〜3本（8本まで可），N-アセチルシステイン：1日3カプセル（600mg）（増量不可），CDPコリン：1日250〜750mg
抑肝散：自費のみで治療する場合，漢方薬局等で購入する。

図11　レビー小体型認知症の治療方針
＊食欲セット：スルピリド（ドグマチール®）50mg＋ポラプレジンク（プロマック®D）75〜150mgの組み合わせの処方セット。ドグマチール®は30日以内での使用に限る。
LPC：レビー・ピック複合

3) ピック病（図12）

(1) 処方の基本方針

ピック病に対する処方においては，記憶改善はめざさずに，全力で**陽性症状を消失させる**ことを考えましょう．肝障害既往，肝障害がなければ，**ウインタミン®**細粒（またはコントミン®12.5mg錠）が確実です．ピック病の9割は，ウインタミン®が第一選択でよいはずです．

(2) ウインタミン®の使い方

少し易怒があるだけならウインタミン®1日4mgで済む患者もいますが，ピック病における1日平均用量は25mgです．最大で75mgまで増量してコントロールできない場合は，**セルシン®**1mg（2mg錠の半錠）×3を併用して，傾眠がみられたら昼の服用を抜きます（家庭天秤法）．家族には必ず状態に応じて調整するように指示します（図13）．

コウノメソッド分類	覚醒系	陽証	ドパミン過剰
汎用薬・サプリメント	フェルラ酸含有食品（弱）	クロルプロマジン	

症状		
■頭	○頭痛 ●記憶 ●易怒 ○抑うつ ○立ちくらみ ○寝言 ○いびき ○日中の眠気 ●迷子 ○気絶 ○妄想 ○幻視 ●万引き ○泣き上戸 ●不眠 ●言葉が通じない ●徘徊 ○復唱困難 ○構音障害	
□顔，鼻，のど，耳	○めまい ○耳鳴り ○幻聴 ○発汗過多 ○小声	
□胸	○呼吸 ○痛み ○動悸	
□背中，腰，殿部	○痛み ○幻触	
□手足	○しびれ ○脱力 ○歩行困難 ○こむらがえり ○夜中に勝手に動く ○ふるえ ○突然転ぶ	
■尿，便	●頻尿 ○尿失禁 ○便秘 ○尿を出しにくい ○下痢	
■味覚，食欲	○食欲不振 ○味覚低下 ●過食 ●異食 ●飲酒過多 ●偏食（甘いものばかりなど） ●盗食 ○誤嚥	
□皮膚	○おむつかぶれ ○褥瘡	

最重要検査	ピックスコア

患者の姿

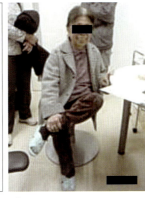

横柄，子どもっぽい，語義失語がある．

図12 ピック病のパターン

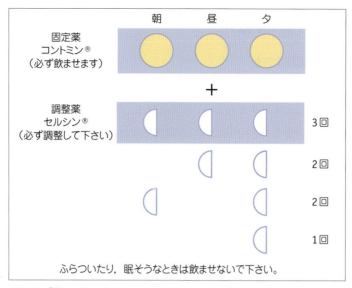

図13 「落ち着く薬の調整法」指示書（患者に渡す資料）

　ウインタミン®（抗精神病薬）とセルシン®（抗不安薬）の併用は，薬剤の系統が異なるので効果的です。もし奇異反応（服用によってかえって興奮する）が現れたら，奇異反応の原因となった薬剤を中止して，**ニューレプチル®細粒**3mg×3に切り替えます。効かなければニューレプチル®5mg錠を使用します。ですから初回は14日ごとに再診が原則です。ただしセルシン®とニューレプチル®は，副作用として強い眠気が生じるため，介護者が用量を調整できない場合には処方しません。

(3) ウインタミン®，セルシン®が合わない場合

　ウインタミン®，セルシン®が合わない患者には，糖尿病がないことを条件に，**セロクエル®**（またはクエチアピン12.5mg錠「アメル」）に変更します。1日最大用量は150mgまでとします。

　現在，抗精神病薬の投与は1日2剤までとなっているため，**効く薬のみを2剤選ぶテクニック**が必要になりました。

　なお，自宅では落ち着いているからと抑制系薬剤を減らしすぎる家族がいますが，デイサービスや外来受診の際には暴れるので（被影響性の亢進），外出する日の朝は多めに服用させるよう説明します。

(4) サプリメントの活用

　このような調整の苦労が減るものとして，筆者はフェルラ酸含有食品（弱）の活用を勧めます。「**ウインタミン®＋フェルラ酸含有食品（弱）**」の組み合わせを通称ピックセットと呼びます。

患者の行動が落ち着いてきたり，サプリメントが継続購入できない場合は，レミニール®4mg内用液を2本処方し，最初は朝のみ服用させます。1日1本の処方では少なすぎてレセプトは通りません。ナウゼリン®10mg（朝食前）を5日間だけ併用しましょう。なお胃全摘の既往者は使用不可です。

(5) その他

ピック病は前頭側頭型認知症（FTD）の一病型で，FTD-Pickタイプとも呼ばれます。FTDはほかに，筋萎縮性側索硬化症（ALS）と認知症が同じウエイトでみられる**FTD-MNDタイプ**（図14），笑い上戸で側頭葉が萎縮していない**FTD-FLDタイプ**（図15）があります。いずれも保険薬ならレミニール®を使用します。何をやっても改善しない場合は，興奮性のないサプリメントのN-アセチルシステインを試みてみましょう（歩行障害がなくても認知機能に著明に作用することがあります）。

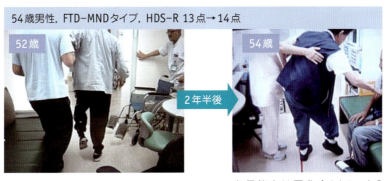

54歳男性，FTD-MNDタイプ，HDS-R 13点→14点

52歳　2年半後　54歳

歩行能力は悪化（メネシット® 50mg×2）

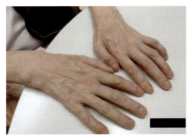

手背の筋萎縮。箸は持てない。認知機能は維持されている（リバスタッチ®パッチ13.5mg）。易怒もコントロールできている（ウインタミン® 4mg＋6mg）。

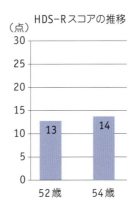

HDS-Rスコアの推移

図14 FTD-MNDタイプの歩行と認知機能の経過（2年半）

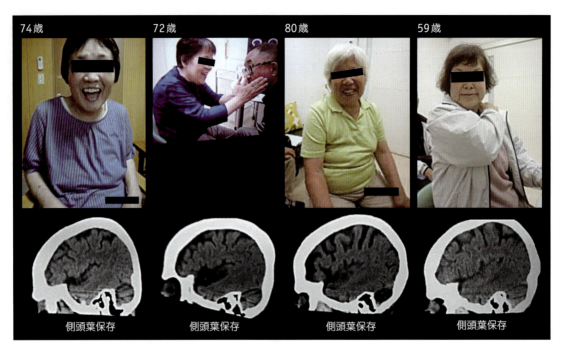

図15 FTD-FLDタイプの患者の姿

4) 意味性認知症(図16)

(1) 中核薬の選択

意味性認知症(SD)は，前頭側頭葉変性症(FTLD)としていずれピック症状が出現

コウノメソッド分類	覚醒系	中間証	神経連絡不全・ドパミン過剰	
汎用薬・サプリメント	ガランタミン	クロルプロマジン	フェルラ酸含有食品（バコパモニエラ含有タイプ）	
症状	■頭	○頭痛　●記憶　●易怒　○抑うつ　○立ちくらみ　○寝言　○いびき ○日中の眠気　●迷子　○気絶　○妄想　○幻視　○万引き　○泣き上戸 ●不眠　●言葉が通じない　○徘徊　○復唱困難　○構音障害		
	□顔，鼻，のど，耳	○めまい　○耳鳴り　○幻聴　○発汗過多　○小声		
	□胸	○呼吸　○痛み　○動悸		
	□背中，腰，殿部	○痛み　○幻触		
	□手足	○しびれ　○脱力　○歩行困難　○こむらがえり　○夜中に勝手に動く ○ふるえ　○突然転ぶ		
	■尿，便	●頻尿　○尿失禁　○便秘　○尿を出しにくい　○下痢		
	■味覚，食欲	○食欲不振　○味覚低下　●過食　○異食　○飲酒過多 ●偏食（甘いものばかりなど）　○盗食　○誤嚥		
	□皮膚	○おむつかぶれ　○褥瘡		
最重要検査	FTLD検出セット			

図16 意味性認知症のパターン

してくる疾患なので要注意ですが，保険薬としてはレミニール®が奏効する可能性はあります．易怒がなければ，レミニール®4mg内用液を1日1～2本で開始します．

HDS-Rスコアが24点以上の場合は，アセチルコリン不足は軽度（副作用が起こりやすい）と考え，1本（朝）のみで14日間観察してから2本に増量します．

副作用がなく，かつ効果が得られなければ8mg錠×2まで増量可能ですが，食欲が低下してしまったら，4mg内用液×3という飲み方しかできません．2年以上この飲み方で継続できれば効果が出てきます．

易怒が現れてきたら，ウインタミン®を4mg（朝）＋6mg（夕）程度用います．

(2) サプリメントの活用

SDは進行が早く，徐々に発語がなくなっていきます．そのため，フェルラ酸含有食品（バコパモニエラ含有タイプ）の摂取を早めに開始することを勧めます．目安は1日2～3本で，4カ月で変化がなければ，半分はガーデンアンゼリカ配合のタイプに変更します．N-アセチルシステインが有用な場合もあります．

SDは，保険薬ではなかなか治せないという認識が必要です（ATDではないのでATDの治療薬である中核薬は効く保証がなく，そもそも適応がない）．

5) 脳血管性認知症（図17）

(1) 一次変性性認知症合併の確認

脳梗塞，脳出血，くも膜下出血が原因で生じるのがVDですが，処方の前にATDなどの一次変性性認知症が合併していないかをきちんと検討して下さい．海馬萎縮がみられたり，HDS-Rで遅延再生が不得意ならATD合併の混合型認知症（アルツミックス）かもしれませんし，幻視と歯車現象があればレビーミックスかもしれません．まずはしっかり見きわめて下さい．

VDの典型的な歩行は**ワイドベース**です．正常圧水頭症（NPH）合併者も少なからずいます．

(2) 脳血管性認知症に対する処方

傾眠や感情失禁がある場合，一度**シチコリン1,000mg静注**を試みたいところです．VDに特効薬はありません．どの薬が効くのかは試してみないとわからないところがありますが，何を処方してもあまりよくなりません．

純粋なVDならサアミオン®，レミニール®を少量用います．ADLの確保は，やはりフェルラ酸含有食品に期待したいところです．

コウノメソッド分類	歩行障害系	神経連絡不全		
汎用薬・サプリメント	ニセルゴリン	チアプリド	シロスタゾール*	ルンブルクスルベルス含有食品

症状	■頭	○頭痛 ●記憶 ○易怒 ○抑うつ ○立ちくらみ ○寝言 ○いびき ●日中の眠気 ○迷子 ●気絶 ○妄想 ○幻視 ○万引き ●泣き上戸 ●不眠 ●言葉が通じない ○徘徊 ○復唱困難 ●構音障害
	□顔，鼻，のど，耳	○めまい ○耳鳴り ○幻聴 ○発汗過多 ○小声
	□胸	○呼吸 ○痛み ○動悸
	□背中，腰，殿部	○痛み ○幻触
	■手足	○しびれ ○脱力 ●歩行困難 ○こむらがえり ○夜中に勝手に動く ○ふるえ ○突然転ぶ
	■尿，便	●頻尿 ●尿失禁 ○便秘 ○尿を出しにくい ○下痢
	■味覚，食欲	○食欲不振 ○味覚低下 ○過食 ○異食 ○飲酒過多 ○偏食（甘いものばかりなど） ○盗食 ●誤嚥
	□皮膚	○おむつかぶれ ○褥瘡

最重要検査	CT検査

患者の姿

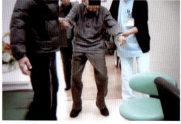
ワイドベース

図17　脳血管性認知症のパターン
*シロスタゾールは薬理作用の観点から先発品
　（プレタール®）を推奨する。

6）認知症を伴うパーキンソン病（図18）

(1) 他疾患との鑑別

　認知症を伴うパーキンソン病（PDD）は，PDの特徴を残したまま認知症になった患者ですから，その雰囲気や姿から**DLBやPSPとは違う**ということが感じられます。DLBとの違いは，やはり振戦が目立ち，クローズドスタンスで小刻み歩行がみられ，薬剤過敏性はないという点です。病初期からの幻視はなく，一般には5年以上PDの病歴のある患者です。

　大勢の患者を経験するうちに，**PDにATDが合併してきた患者**がいることにも気づくことができるようになります。その場合は，海馬萎縮，遅延再生の不得意など，きちんとATDの特徴をもっています。

(2) 中核薬の選択とグルタチオン点滴

　中核薬としては，当然ながらドネペジルは禁止です。リバスタッチ®パッチ低用量，シンメトレル®を用います。グルタチオン点滴も期待通り奏効します。
　図19はグルタチオン点滴後に歩行が改善し，その後も点滴のために通院している

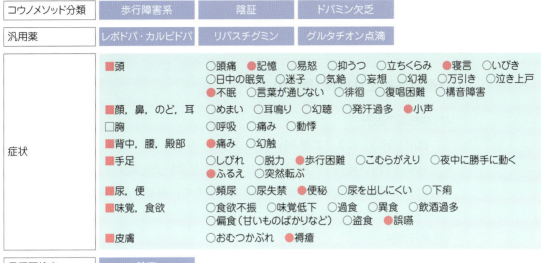

コウノメソッド分類	歩行障害系	陰証	ドパミン欠乏
汎用薬	レボドパ・カルビドパ	リバスチグミン	グルタチオン点滴

症状

■頭　　　　　○頭痛　●記憶　○易怒　○抑うつ　○立ちくらみ　●寝言　○いびき
　　　　　　　○日中の眠気　○迷子　○気絶　○妄想　○幻視　○万引き　○泣き上戸
　　　　　　　●不眠　○言葉が通じない　○徘徊　○復唱困難　○構音障害
■顔, 鼻, のど, 耳　○めまい　○耳鳴り　○幻聴　○発汗過多　●小声
□胸　　　　　○呼吸　○痛み　○動悸
■背中, 腰, 殿部　●痛み　○幻触
■手足　　　　○しびれ　○脱力　●歩行困難　○こむらがえり　○夜中に勝手に動く
　　　　　　　●ふるえ　○突然転ぶ
■尿, 便　　　○頻尿　○尿失禁　●便秘　○尿を出しにくい　○下痢
■味覚, 食欲　○食欲不振　○味覚低下　○過食　○異食　○飲酒過多
　　　　　　　○偏食（甘いものばかりなど）　○盗食　●誤嚥
■皮膚　　　　○おむつかぶれ　●褥瘡

最重要検査　　診察

患者の姿

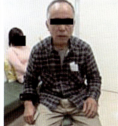
手が前に出ており, 指が丸まっている。

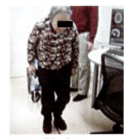
クローズドスタンス

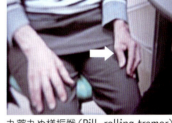
丸薬丸め様振戦（Pill-rolling tremor）

図18　認知症を伴うパーキンソン病のパターン

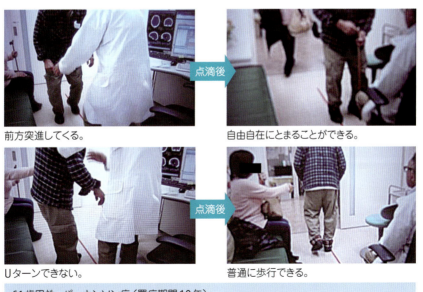

前方突進してくる。　点滴後　自由自在にとまることができる。

Uターンできない。　点滴後　普通に歩行できる。

61歳男性, パーキンソン病（罹病期間10年）

図19　グルタチオン2,400mgが即効したパーキンソン病

PD患者です．10年間神経内科に通院してきて，最近は歩行がなかなかよくならないとのことで来院され，グルタチオン点滴の著明な効果に希望を見出し，とても明るくなりました．

7) 進行性核上性麻痺（図20）

(1) 中核薬の選択

PSPでHDS-Rスコアが24点以下の場合，レミニール®かリバスタッチ®パッチを低用量で用います．マッチしなければ中止してよいでしょう．

PSPはPick complexに含まれる疾患ですから，易怒がある場合にはウインタミン®6mg×2などを処方します．

(2) 歩行改善

PSPの歩行に対しては，ドパコール®，コウノカクテル（グルタチオン2,600mgなど），シンメトレル®ロケット，サプリメントはN-アセチルシステイン，CDPコリン，フェルラ酸含有食品（強・顆粒タイプ）を用います．

コウノメソッド分類	歩行障害系		陰証		ドパミン欠乏・神経連絡不全	
汎用薬	レボドパ・カルビドパ		リバスチグミン		クロルプロマジン	グルタチオン点滴
症状	■頭	○頭痛 ●記憶 ●易怒 ○抑うつ ○立ちくらみ ○寝言 ○いびき ○日中の眠気 ○迷子 ○気絶 ○妄想 ●幻視 ○万引き ○泣き上戸 ○不眠 ○言葉が通じない ○徘徊 ○復唱困難 ●構音障害				
	□顔, 鼻, のど, 耳	○めまい ○耳鳴り ○幻聴 ○発汗過多 ○小声				
	□胸	○呼吸 ○痛み ○動悸				
	□背中, 腰, 殿部	○痛み ○幻触				
	■手足	○しびれ ●脱力 ●歩行困難 ○こむらがえり ○夜中に勝手に動く ○ふるえ ●突然転ぶ				
	■尿, 便	●頻尿 ○尿失禁 ○便秘 ○尿を出しにくい ○下痢				
	■味覚, 食欲	○食欲不振 ○味覚低下 ○過食 ○異食 ○飲酒過多 ○偏食（甘いものばかりなど） ○盗食 ●誤嚥				
	□皮膚	○おむつかぶれ ○褥瘡				
最重要検査	総合判断					
患者の姿						

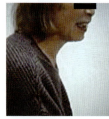
悲壮感がない

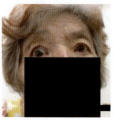
目が動かない

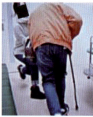
急に転ぶ（前後）

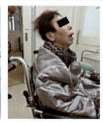
頸部後屈（ジストニア）

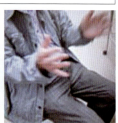
アプロウズサイン（拍手徴候）陽性

図20　進行性核上性麻痺のパターン

8) 多系統萎縮症（図21）

(1) 他疾患との鑑別

多系統萎縮症 (MSA) の患者は，指鼻試験，指指試験は可能なことも多いので，**タンデムゲイト (継ぎ足歩行)** を必ず行いましょう（図22）。小脳失調を確かめないうちに，PDやPSPと安易に診断しないことです。

脊髄小脳変性症 (SCD) は，良性の皮質性小脳萎縮症 (CCA) と悪性のMSAにわけられ，前者には自律神経症状や認知症はなく，純粋に小脳失調だけがみられます。画像的な差は脳幹萎縮があるかないかです（図23）。もちろんCCAに中核薬は用いません。

(2) 多系統萎縮症に対する処方

HDS-Rスコアが24点以下ならリバスタッチ®パッチ2.25mgから開始します。歩行にはドパコール®が奏効することがあるため，一度は試みてみましょう。

コウノカクテルが有効なこともあります。この場合，グルタチオン3,000mgにシチコリンを250mgだけ入れるのがコツです。傾眠がみられなくてもシチコリンを少し入れて投与して下さい。

(3) サプリメントの活用

N-アセチルシステイン，CDPコリン，フェルラ酸含有食品（強・顆粒タイプ）を活用します。

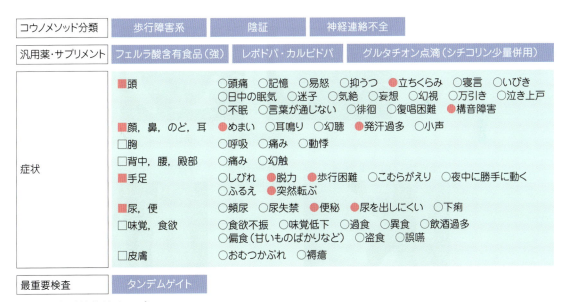

図21　多系統萎縮症のパターン

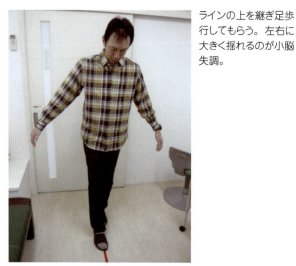

ラインの上を継ぎ足歩行してもらう。左右に大きく揺れるのが小脳失調。

図22 小脳失調を検出するテスト「タンデムゲイト」

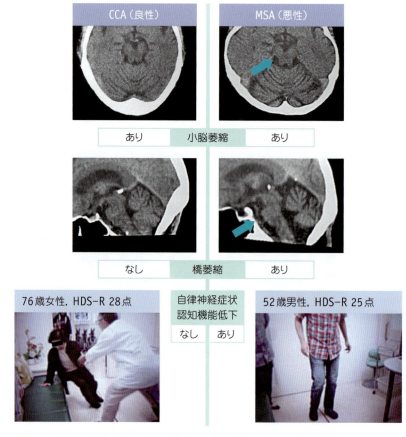

図23 皮質性小脳萎縮症（CCA）と多系統萎縮症（MSA）の萎縮の違い

9) 正常圧水頭症（図24）

(1) 認知症責任疾患の推測

NPHには**コウノカクテル（グルタチオン主体）**が奏効します。また，フェルラ酸含有食品（強・顆粒タイプ）は必須です。

認知症がある場合は，**NPHになる前にどの病型の認知症が発生していたか**を推測して下さい。CT画像では，NPHによる圧迫効果のためにつぶれた脳溝が確認されますが，それでもFTLDやATDの片鱗が残っているはずです。またHDS-Rで遅延再生が不得意というATDパターンもみられるはずです。

(2) 髄液排除

筆者は勤務医時代，NPHに対してタップテストを外来で行っていました。髄液を25mL程度抜くと，坐位保持や歩行が改善します（図25）。

(3) 脳血管性認知症との合併

ビンスワンガー型虚血のVDを合併したNPHを治すことは非常に難しいです。シンメトレル®ロケット，プレタール®も使用して治療します。

コウノメソッド分類	歩行障害系	陰証	脳神経圧迫
汎用薬・サプリメント，他	フェルラ酸含有食品（強）	シャント手術	グルタチオン点滴

症状		
■頭	○頭痛 ●記憶 ○易怒 ○抑うつ ○立ちくらみ ○寝言 ○いびき ○日中の眠気 ○迷子 ○気絶 ○妄想 ○幻視 ○万引き ○泣き上戸 ○不眠 ○言葉が通じない ○徘徊 ○復唱困難 ○構音障害	
□顔，鼻，のど，耳	○めまい ○耳鳴り ○幻聴 ○発汗過多 ○小声	
□胸	○呼吸 ○痛み ○動悸	
□背中，腰，殿部	○痛み ○幻触	
■手足	○しびれ ○脱力 ●歩行困難 ○こむらがえり ○夜中に勝手に動く ○ふるえ ○突然転ぶ	
■尿，便	●頻尿 ●尿失禁 ○便秘 ○尿を出しにくい ○下痢	
□味覚，食欲	○食欲不振 ○味覚低下 ○過食 ○異食 ○飲酒過多 ○偏食（甘いものばかりなど） ○盗食 ○誤嚥	
□皮膚	○おむつかぶれ ○褥瘡	

最重要所見	急速歩行悪化

患者の姿

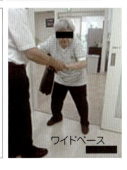
ワイドベース

図24 正常圧水頭症のパターン

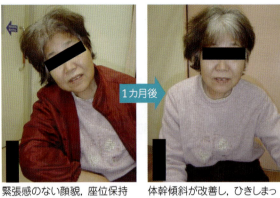

緊張感のない顔貌，座位保持困難　　体幹傾斜が改善し，ひきしまった表情になった。

図25　正常圧水頭症に対する髄液排除の効果

10) 進行性非流暢性失語（図26）

(1) 進行性非流暢性失語の病理背景

進行性非流暢性失語（PNFA）とは，相手の言葉の意味はわかるものの，自分から

コウノメソッド分類	歩行障害系	陰証	神経連絡不全
汎用薬・サプリメント	リバスチグミン	ソルコセリル®点滴	フェルラ酸含有食品（強）

症状		
■頭	○頭痛　○記憶　●易怒　○抑うつ　○立ちくらみ　○寝言　○いびき ○日中の眠気　○迷子　○気絶　○妄想　○幻視　○万引き　○泣き上戸 ●不眠　●言葉が通じない　○徘徊　●復唱困難　○構音障害	
□顔，鼻，のど，耳	○めまい　○耳鳴り　○幻聴　○発汗過多　○小声	
□胸	○呼吸　○痛み　○動悸	
□背中，腰，殿部	○痛み　○幻触	
■手足	○しびれ　●脱力　○歩行困難　○こむらがえり　○夜中に勝手に動く ○ふるえ　○突然転ぶ	
■尿，便	●頻尿　○尿失禁　○便秘　○尿を出しにくい　○下痢	
□味覚，食欲	○食欲不振　○味覚低下　○過食　○異食　○飲酒過多 ○偏食（甘いものばかりなど）　○盗食　○誤嚥	
□皮膚	○おむつかぶれ　○褥瘡	

最重要キーワード	左右差

患者の姿

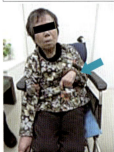

局所病変がないのに片手が使いにくい。

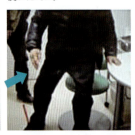

片手の拘縮・萎縮

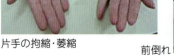

前倒れ

図26　大脳皮質基底核変性症のパターン

発語することができない,復唱ができない状態を指し,病理背景として**大脳皮質基底核変性症(CBD)**,PSPなどが想定されます。これらの特徴を示す上肢筋力の左右差や垂直性注視麻痺(眼球を上下に動かせない),構音障害がないか観察していきます。通院している間に出現してくることもあるため,診察は頻回に行うほうがよいでしょう(月に最低1回)。

図27に,3人のCBD患者の姿を示します。うち2人がPNFAです。

図28にはPSPとCBDの診断のヒントをまとめました。また図29にはCBD患者の画像検査所見を示します。

(2) コウノカクテルとサプリメントの活用

発語の回復には,CDPコリン,フェルラ酸含有食品(バコパモニエラ含有タイプ)を2〜3本,シンメトレル®ロケット,グルタチオン主体のコウノカクテルを用います。保険薬のみではどんどん進行してしまう患者が約8割です。

PNFA(無言症)

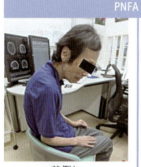
前倒れ

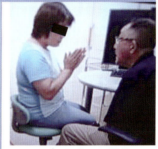
アプロウズサイン陽性

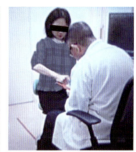
左右握力に10kgの差,易怒

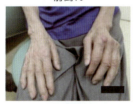
左手の浮腫と拘縮

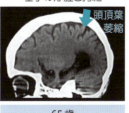
65歳

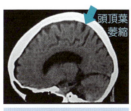
56歳

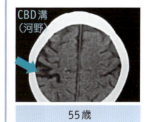
55歳

図27 大脳皮質基底核変性症の頭頂葉萎縮
PNFA:進行性非流暢性失語

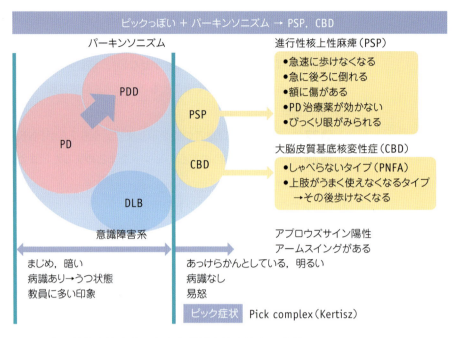

図28 進行性核上性麻痺と大脳皮質基底核変性症の診断のヒント
PD：パーキンソン病，PDD：認知症を伴うパーキンソン病，DLB：レビー小体型認知症

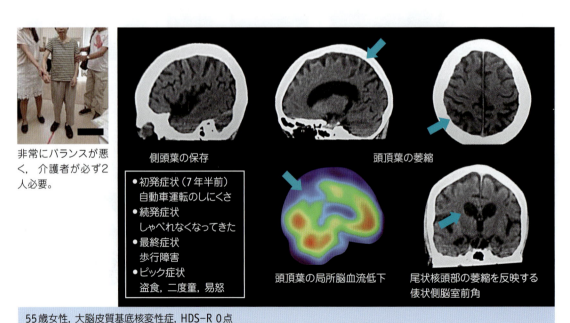

図29 大脳皮質基底核変性症の画像検査所見

6 セット処方

より高い改善率を導き出すために，コウノメソッドでは以下の通りいくつかの典型的な症状に対する処方セットを用意しています（**表4**）。

1) 歩行セット

> リバスタッチ®パッチ＋フェルラ酸含有食品（強）

中核薬4成分の中で唯一，歩行機能改善作用が認められるリバスタッチ®パッチと，ガーデンアンゼリカ配合量の多いフェルラ酸含有食品（強）の組み合わせです。前者は脳内のアセチルコリン不足の改善に貢献し，後者はそうでない疾患による歩行障害にも対応します。また，N-アセチルシステインの摂取でグルタチオン点滴と同様の歩行補助作用が期待できます。

2) 変性疾患セット

> 歩行セット＋コウノカクテル

表4 コウノメソッドにおけるセット処方

セット名	保険薬	自費
歩行セット	リバスタッチ®パッチ	フェルラ酸含有食品（強） （N-アセチルシステイン）
変性疾患セット	リバスタッチ®パッチ（MSA） レミニール®（PSP）	フェルラ酸含有食品（強） コウノカクテル（グルタチオン3,000mg＋シチコリン250mg） （CDPコリン）
食欲セット	ドグマチール®50mg（30日まで） プロマック®D75mg×2錠	
嚥下セット	タナトリル®2.5mg錠　半錠×2 半夏厚朴湯 12錠	シチコリン 1,500mg 静注 カプサイシン入りフィルム状食品 6枚 フェルラ酸含有食品（強）
耳鳴りセット （内耳系）	カルナクリン®50μg×3，五苓散 3包， リンデロン®0.5mg（朝，短期）	ナリピタン®（市販薬）
耳鳴りセット （中枢系）	アタラックス®-P筋注（25mg） リーゼ®5mgを2〜3回	

MSA：多系統萎縮症，PSP：進行性核上性麻痺

歩行セットにコウノカクテルを組み合わせて，より強い神経変性に対応したセットです。ただし認知症のない人にはリバスタッチ®パッチ（あるいはレミニール®）は用いません（逆効果であるため）。また，アパシーの表情ならCDPコリンはぜひ試みましょう。

3) 食欲セット

ドグマチール®（30日以内限定使用）＋プロマック®D

　パーキンソニズムがある患者においてもドグマチール®は非常によく効きます。食欲は20日以内に改善する可能性が高いです。
　また，亜鉛欠乏による味覚低下を想定し，プロマック®Dで味覚を復活させます。血清亜鉛が正常の範囲でも，補給によって食欲が改善することがあります。むしろ，血液検査の結果が正常なのでプロマック®Dは不要だと思ってしまわないようにして下さい。若年者でも偏食者は亜鉛欠乏になりやすく，味覚がなくなります。

4) 嚥下セット

イミダプリル（タナトリル®）＋半夏厚朴湯*

　嚥下リハビリテーションはもちろん効果的ですが，内服だけで嚥下が改善する手段があるのですから，使わない手はありません。胃瘻を造設している場合も，胃瘻から注入すれば経口摂取が可能になる可能性があります。
　自費になりますが，シチコリン1,500mg静注，またサプリメントでは，トウガラシエキスをフィルム状にしたカプサイシン入りフィルム状食品，フェルラ酸含有食品（強）も嚥下の改善に寄与します。
　＊半夏厚朴湯は，錠剤のほうが服用しやすい患者には錠剤のタイプがあるメーカーのものを指定する。

5) 耳鳴りセット

(1) 内耳系

カリジノゲナーゼ（カルナクリン®）＋五苓散＋ベタメタゾン（リンデロン®）

　加齢に伴って耳鳴りが生じるのは生理的なことですが，DLBで幻聴のある患者は耳鳴りとの鑑別が難しく，耳鳴りは治しておいたほうがよいです。耳鼻咽喉科等での対

応がない場合は，自ら処方します。なお，リンデロン®は短期間の使用にとどめます。また，市販薬のナリピタン®が奏効する患者もいます。

(2) 中枢系

> ヒドロキシジン（アタラックス®-P）筋注＋クロチアゼパム（リーゼ®）

　神経質な人によくみられる耳鳴りですから，内服薬でも精神的なアプローチを試みます。特に認知症の場合，耳鳴りが陽性症状の引き金になることがあるため，できるだけ治すべきです。

● 文 献

1) 杉山登志郎：発達障害の薬物療法 ― ASD・ADHD・複雑性PTSDへの少量処方．岩崎学術出版社，2015．

VII章 サプリメントマスターになろう

　認知症は，正常圧水頭症（NPH）などの一部を除いて，完治するものではありません。それでも症状の改善をめざして，保険薬にサプリメントや点滴療法を併用するという選択肢もあります。これらは自費診療になります。

　「保険診療だけで治してほしい」という家族には，筆者は「改善率は35％です」と伝えています。現在保険診療で認められている範囲の治療だけでは，それ以上に改善率を上げることはできないと思っています。

　ここでいう"改善"とは，**著明改善＋中等度改善**のことです。軽度改善というのは，認知機能検査のスコアは上がったものの，家族はほとんど変化に気づかないというレベルのものです。そして，その効果が持続する期間は多くの場合1年以内です。

　たとえばドネペジルをアルツハイマー型認知症（ATD）に処方した場合，筆者の経験では著明改善率は3％です。つまり最低30人以上に処方しないと，だれもが驚くような改善例には出会えません。

　しかし，たとえば誤嚥のある患者にフェルラ酸含有食品（強）を摂取（あるいは胃瘻注入）させた場合の嚥下改善率は75％以上にもなります。これだけ確実に改善が得られるなら，家族も自費診療の必要性に納得がいくと思います。

1 コウノメソッドで推奨するサプリメント

　コウノメソッドで推奨するサプリメントは，複数の臨床報告があるものに限っています。それがCDPコリン（別名シチコリン），N-アセチルシステイン（NAC），**フェルラ酸含有食品**と**ルンブルクスルベルス含有食品**です。後二者は，筆者自身も6年以上継続摂取していますが，健康被害は起きていません。

　CDPコリンは覚醒作用，NACは歩行作用を期待し，フェルラ酸含有食品は**変性系疾患**，ルンブルクスルベルス含有食品は**虚血性疾患**やうつ状態に用います。

1) CDPコリン（シチコリン）

コウノカクテルの要素であるシチコリンの代替品として用います。米国のサプリメントで，インターネット等で購入が可能です。250mgを朝と昼に摂取します。ボーッとした感じの患者には大変よく作用します。

2) N-アセチルシステイン（NAC）

コウノカクテルの要素であるグルタチオンの代替品として用います。NACはグルタチオンの前駆体で，大脳に届きます。CDPコリンと同様米国のサプリメントで，インターネット等で購入が可能です。600mgを1日1～3回，副次作用で眠気が出る場合は夕のみとします（表1）。歩行障害系の患者に用いますが，認知機能が改善する患者もいます。

3) フェルラ酸含有食品

フェルラ酸含有食品は，フェルラ酸＋ハーブエキスの配合サプリメントで，筆者が採用している製品には，ガーデンアンゼリカ系とバコパモニエラ系の2系統があります（詳細はp.38～39参照）。おおまかには，前者にはガーデンアンゼリカの配合比が異なるラインナップ〔（弱），（強）〕があり，それぞれに成分を半量にした粒タイプが存在します。

フェルラ酸単独，ガーデンアンゼリカ単独のサプリメントも販売されているようですが，それで十分な作用が得られるのかは，筆者は把握していません。

後者のバコパモニエラ系は，ガーデンアンゼリカ系で改善が得られない場合や，発語を期待する場合に用います。バコパモニエラは，インドの伝統医学において，認知機能を改善させるハーブとして位置づけられています。改善率は高くはありませんが，マッチする患者には大変よく作用します。もちろん，ガーデンアンゼリカ系との併用も可能です。

サプリメントではありますが，ガーデンアンゼリカの配合量が少ないもの以外は，医師の判断に基づいて使用量を決めていくべきです。なぜなら，患者によっては摂取によってハイテンションになりすぎることがあるからで，この点でも**時に薬以上に効**

表1 N-アセチルシステイン（NAC）のコウノメソッドにおける使用方法

- 1回1カプセル（600mg）まで。
- 1日2回で開始し，効果が得られなければいったん3回に増量して，無効なら夕1回にするか中止する。
- 1日3回摂取して初めて効果が得られた場合も，できるだけ2回に減らせるかテストしていくこと。

NACのメリットは，興奮性がないことである。

くという認識が必要です。

4) ルンブルクスルベルス含有食品

　ルンブルクスルベルス含有食品は，凍結乾燥したミミズ粉末を主成分とし，イカキトサン，田七人参，ルチンを配合したサプリメントで，頸動脈プラークの退縮[1]や末梢血流の改善を期待して用いるものです。筆者の外来では，脳血管性認知症（VD）の患者を中心に摂取を推奨しています。また，うつ状態の改善率は高いといわれています[2]。

　フェルラ酸含有食品もルンブルクスルベルス含有食品も，論文，学会発表が数多く出されており，また拙著[3]でも紹介しているので，それらも参考にして下さい。

●文　献
1) 穴水聡一郎：冷凍凍結ミミズエキス含有サプリメントによる動脈硬化改善効果の検討．日東洋医誌．2015；66(4)：275-81．
2) 松崎一葉，他：うつ病状態に対する抗うつ薬とサプリの効果―最新1,000例の臨床症例を通して．機能性食品と薬理栄養．2011；7(1)：112．
3) 河野和彦：コウノメソッド流臨床認知症学．日本医事新報社，2015．

Ⅷ章 点滴療法マスターになろう

1 コウノカクテル（点滴療法）

1）コウノカクテルの配合成分

　　コウノメソッドで使用する点滴成分は，**グルタチオン（G）**，**シチコリン（C）**，**幼牛血液抽出物（ソルコセリル®）（S）** の3種類を原則としています。そのため**GCS点滴**とも呼ばれます。

　　時にビタミンCを併用することもありますが，ビタミンCはグルタチオン活性の延長を期待して配合するもので，単独使用で効果を期待できるものではありません。

　　それぞれの標的症状は，**グルタチオン＝歩行**，**シチコリン＝覚醒**，**ソルコセリル®＝脳代謝**ですが，カクテル化することによって，効果や奏効する確率が高まるため，この配合は筆者のオリジナルという意味で**コウノカクテル**と呼ぶことにしています。

　　グルタチオンは200mg（蕁麻疹，肝障害など），シチコリンは1,000mg前後（頭部外傷後の意識障害など），ソルコセリル®は200mg（胃潰瘍など）であれば保険適用の範囲ですが，グルタチオンとソルコセリル®はこれらの用量では認知機能，歩行機能に効果を示さないため，自費診療となります。

2）使用量

　　1回の静脈内投与で効果が期待できる最低量は，**グルタチオンで600mg**，**シチコリンで500mg**，**ソルコセリル®で8mL**程度が目安です。グルタチオンの活性を延長させるビタミンCの最低量は2,000mgと思われますが，患者負担を考慮し1,000mgに抑えることもしています。

　　点滴は，通常では50mLボトルに稀釈し，15分で行います。効果を示す患者のうち8割は，点滴終了直後に改善（歩行，覚醒）が確認できます。

3）効果の持続時間

　点滴の効果持続時間は，短い患者で4時間，長い患者で2カ月で，**平均して4日**です（自験例）。そのため当院では，毎週点滴を受けに来院する患者がいます。点滴を行う日は保険診療は行わないため，**点滴アンケート**（**表1**）を渡して前回の点滴が効いたかどうか確認し，効いていなければ配合を変えます。

　頻回に点滴を打てない患者は，サプリメントのN-アセチルシステインを自身で購入してもらい，600mgカプセルを1日3回摂取することで，比較的歩行能力が保たれやすくなります。

4）コウノカクテルのスターターパック

　コウノカクテルの配合は，患者個々の状態に合わせて見きわめていくのが望ましいですが，初回で打つべき配合の見当がつかない場合に対して**スターターパック**を提案しています（**表2**）。すなわち，**グルタチオン1,600mg＋シチコリン250mg＋ソルコセリル®4mL**が基本です。時にビタミンC 2,000mgを加えることもあります。シチコリンとソルコセリル®は，単独では効果の出ないはずの用量ですが，相乗効果を想定して，このような量に設定しています。

　初回の投与で非常に効果的だった患者には，2回目以降もスターターパックの配合で継続する場合があります。

　当院ではこのスターターパック（＋ビタミンC）を2,500円に設定しています（**表3**）。保険診療日には行えないので，遠方から来院し1度きりの診察になる変性疾患の患者には無料で行っています。

表1　家族への点滴アンケート

```
点滴アンケート
（いずれかに○をつけて下さい）
①まったく効かなかった
②以前のほうが効いた
③効いた感じがする
④その他
```

表2 コウノカクテルの配合

	標的症状	よく使用する疾患	スターターパック	最大用量
グルタチオン	歩行	PDD, DLB, PSP, CCA, MSA	1,600mg	3,600mg
シチコリン	覚醒	DLB, CBS	250mg	2,500mg
ソルコセリル®	認知機能（脳代謝）	MSA	4mL	20mL
ビタミンC	グルタチオンの活性持続	グルタチオンとセットで時に使用	2,000mg	4,000mg

PDD：認知症を伴うパーキンソン病，DLB：レビー小体型認知症，PSP：進行性核上性麻痺，CCA：皮質性小脳萎縮症，MSA：多系統萎縮症，CBS：大脳皮質基底核症候群

表3 抗酸化点滴参考料金表

グルタチオン		シチコリン		ソルコセリル®		ビタミンC	
mg	税込価格	mg	税込価格	mL	税込価格	mg	税込価格
600〜1,200	¥1,000	250	¥250	4	¥250	1,000	¥250
1,400〜1,800	¥1,250	500	¥500	8	¥500	2,000	¥500
2,000〜2,400	¥1,500	1,000	¥1,000	12	¥750	3,000	¥750
2,600〜3,000	¥2,000	1,500	¥1,500	16	¥1,000	4,000	¥1,000
3,200〜3,600	¥2,500	2,500	¥2,500	20	¥1,250		

- 名古屋フォレストクリニックの場合（☐はスターターパック）。この設定は，おおむね全国最安値と考えられる。
- 自費診療の金額は，医師が自由に設定できる。
- 当院の場合，注射手技料，医療材料費などは無料で，アンプル数で単純に加算しているだけの金額設定となっている（グルタチオンの品薄に備え250円チャージしている）。
- レセプトを請求した日に，この点滴を行うことはできない（混合診療の禁止）。

2 コウノカクテルの使いこなし

1) グルタ組に対する用法・用量

グルタチオンを主体とした点滴が奏効する患者を筆者は"グルタ組"と呼んでいます。コウノカクテルが効果を示す患者の約6割を占めます。筆者は，どの患者がグルタ組であるのか大方わかるので，スターターパックを使うことは少なく，初回から2,800mgを用いる場合もあります。効果がなければ次回から400mg（2アンプル）ずつ増量し，**最大用量は3,600mg**としています。

(1) グルタチオン-シチコリン天秤

グルタチオンとシチコリンには天秤関係が存在し，これは傾いていたほうがよいものです（図1）。グルタチオンで歩行が改善する患者にシチコリンを配合しすぎると足が重くなることがありますし，シチコリンで覚醒する患者にはグルタチオンを配合しないほうがクリアに覚醒します。ただし，稀にグルタチオン・シチコリンの両方が必要な患者［GC均等型（各1,000mg）］もいます。

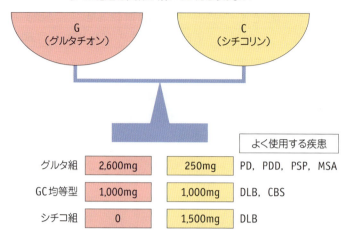

図1 グルタチオン-シチコリン天秤
PD：パーキンソン病，PDD：認知症を伴うパーキンソン病，PSP：進行性核上性麻痺，MSA：多系統萎縮症，DLB：レビー小体型認知症，CBS：大脳皮質基底核症候群

(2) グルタ組に該当しやすい疾患

　グルタ組に該当しやすい疾患は，**パーキンソン病（PD），認知症を伴うパーキンソン病（PDD），進行性核上性麻痺（PSP），多系統萎縮症（MSA）**です。

　グルタ組：シチコ組：ソルコ組の頻度はだいたい6：3：1ですから，目の前の患者が何組に該当するかピンとこないときは，スターターパックのあとはグルタチオンの増量を行い，ほかの成分はスターターパックと同量にとどめておきます。**同時に2成分の用量を変えてはなりません**。なぜなら，改善したときにどちらの成分が効いたかわからなくなるからです。投与には計画性が必要です。

　グルタチオン3,600mgで効かなければ，今度はシチコリンの増量を行い（その際グルタチオンは1,000mg以下にする），2,500mgで効かなければ，最後にソルコセリル®の増量を行います。最大量は5アンプル（20mL）です。その際は，シチコリンは配合しないでよいでしょう（**図2**）。

2) シチコ組に対する用法・用量

　シチコリンがよく効く"シチコ組"に該当しやすいのは，**レビー小体型認知症（DLB）などのような意識障害系の患者**や，**アパシー（前頭側頭葉変性症の第3期など）**のみられる患者です。シチコ組は，コウノカクテルが効果を示す患者の約3割を占めます。シチコリンをしっかり効かせるにはグルタチオンの用量を抑えるのがコツで，通常グルタチオンは600mg程度にします。

　ピック症状が垣間みられる患者（LPC）では，併用するグルタチオンが1,000mg

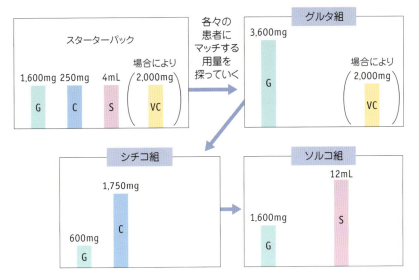

図2 コウノカクテル（GCS点滴）の配合検索の順序
G：グルタチオン，C：シチコリン，S：ソルコセリル®，VC：ビタミンC
※各用量は一例である。

を超えるとシチコリンによるハイテンション（シチコリンハイテンション）を起こすことがあるので注意が必要です。

　グルタチオン＋シチコリンの混注に相性が悪い患者は，グルタチオン3,000mg単独投与の日（歩行目的）と，シチコリン1,500mg単独投与の日（覚醒目的）を別々に設ける**ツープラトンシステム**を採用しましょう。

3）ソルコ組に対する用法・用量

　先にも述べた通り，どのような配合が効くのかを検索していく順序は，患者頻度から考えて**グルタチオン→シチコリン→ソルコセリル®の順**が効率的です。最後に残るのが"ソルコ組"です。8mL，12mL，16mL，20mLで効果を示します。

　ソルコセリル®を中心とした点滴の場合，シチコリンは不要です。グルタチオンは1,600mg程度とします。ソルコセリル®は異種蛋白（幼牛血液成分）ですから，初めて使用する患者には4mL（1アンプル）を点滴投与として下さい。

　ソルコ組に該当する患者は，コウノカクテルが効果を示す患者のうち1割程度ですが，どうしてもよくならない場合，ソルコ組の可能性を検討するのを忘れないで下さい。

4）コウノカクテルの著効配合比

　コウノカクテルの用量の感覚がどうしてもつかめないときのために，**表4**を用意しました。筆者がこれまでに経験した著効患者の配合比を例として掲げたものです。3年間にわたり，数百人あまりの患者に投与を続けてきた経験から得た著効配合比です。

表4 著効を示す可能性が高い配合例6パターン

通称	グルタチオン	シチコリン	ソルコセリル®	ビタミンC*
標準型	1,600mg	250mg	4mL	2,000mg
グルタ組	2,600mg	250mg		2,000mg
シチコ組		1,500mg		
GC均等型	1,000mg	1,000mg		2,000mg
ソルコ組	1,600mg		12mL	2,000mg
GCS型	2,200mg	1,000mg	8mL	2,000mg

ここに示した用量は，あくまでも著効をみることの比較的多い用量を掲げただけであり，実際は個々にセンサリングして黄金比を見つけていくことが必要になる。
*ビタミンCはグルタチオンの作用時間延長を期待して時に添加する。

なお，p.57の表1は，内服薬や点滴成分を系統別にわけて，歩行が改善する理由をまとめたものです。なぜ15分で歩けるようになるのかと質問されることが多いのですが，この表はそれに対するひとつの回答でもあります。

3 その他の注射製剤

認知症外来で保険診療の範囲で使用するその他の注射製剤として，ビタミンB_1欠乏症に**フルスルチアミン（アリナミン®F）**，ビタミンB_{12}欠乏症に**メコバラミン（メチコバール®）**，陽性症状や不安に**ヒドロキシジン（アタラックス®-P）**，食欲低下に**メトクロプラミド（プリンペラン®）**があります。

先に述べた点滴療法（コウノカクテル）は，比較的特殊な使い方で自費診療として施行するものであり，繰り返しになりますが，保険診療とはわけて考えなければなりません。

なお，蘇生処置の体制が手薄なクリニックにおいては，いくら患者の陽性症状が強くても，呼吸抑制の恐れがあるジアゼパム（セルシン®），ハロペリドール（セレネース®）の注射までは行わないほうが無難でしょう。使用するとしても，この2種は筋注までにしましょう。

IX章 予防マスターになろう

1 認知症のハイリスク因子

いくつかの疫学データなどから，アルツハイマー型認知症（ATD）のハイリスクは，**加齢，女性，頭部打撲，糖尿病**となっています。筆者の個人的な意見としては，パーキンソン病（PD）とレビー小体型認知症（DLB）は，まじめな性格がハイリスクです。

2 認知症の予防

1) 予防の基本

認知症予防によいと考えられているものは，昼寝，散歩，新聞の社説などの音読，会話，自己の価値を確認できる生活行動，コグニサイズ®（2つの作業を同時に行う運動）です。ほかにも幾多の項目がいわれていますが，確実なものはこれだけだと思います。

2) 食事

食事としては，動脈硬化予防に地中海食，神経細胞の活性化にはココナッツオイル（1日大さじ2杯＝30mL）が推奨されます[1]。クロイツフェルト・ヤコブ病との因果関係が不明な羊肉の生食は行わないほうがよいと思います。

3) サプリメント

努力せずに予防する方法があるとすれば，やはり加齢の影響を抑える方法，つまりアンチエイジング効果（抗酸化作用）のあるサプリメントとして，筆者は**フェルラ酸含有食品**（抗酸化作用のあるフェルラ酸とアセチルコリン賦活作用のあるガーデンアンゼリカ）および，CDPコリン（シチコリンサプリメント），N-アセチルシステイン

（グルタチオンの前駆物質）を推奨します。

　また，動脈硬化を構造的に改善し，筋肉を柔らかくする作用のあるものとしてルンブルクスルベルス含有食品があり，抗うつ効果も報告されています[2]。

　厚生労働省は，平成26年8月28日付の事務連絡の中で，医療機関でサプリメント等の食品の販売を行うことは「当該販売が，患者のために，療養の向上を目的として行われるものである限り，以前から可能」であるとし，医療費抑制のためにも医師が信頼できるサプリメントを患者に推奨することを認め，管轄保健所等が院内でのサプリメント販売を誤って規制しないように周知を図っています。

4）脳手術による侵襲の回避

　頭部の外科手術は，一種の脳の侵襲になり認知症を惹起しうるため，正常圧水頭症（NPH）でシャント手術が必要な場合は，開頭が不要な**L-Pシャント**手術とするのが無難でしょう。

● 文 献

1) Newport MT：Dietary intervention using coconut oil to produce mild ketosis in a 58 year old APOE4+ male with early onset Alzheimer's disease. 25th International Conference of Alzheimer's Disease International (ADI), 2010.
2) 松崎一葉，他：うつ病状態に対する抗うつ薬とサプリの効果—最新1,000例の臨床症例を通して．機能性食品と薬理栄養．2011；7(1)：112．

X章 プロフェッショナルになろう

　医師におけるプロフェッショナルとは，筆者が思うに，医学書に書いてあることと目の前にいる患者との一致点と相違点に短時間で気づく能力を備えていることです。これは，**エビデンスに隠された例外群の患者を見つける能力**でもあります。多くの場合，この能力は，数十年の年月と相応の患者数をこなさなければ得られません。それを筆者は，半年でマスターして頂けるように著作を続けています。そうでないと間に合わない"認知症爆発"の時代に突入しているからです。

1 だれもができるコウノメソッド

1）まねることから始めよう

　アルツハイマー型認知症（ATD）はだれが診ても結果にあまり差が出ません。しかし，ピック病とレビー小体型認知症（DLB）では大きな差が出ます。この2疾患をコウノメソッド以外の方法でうまく改善させた例を，筆者はほとんど知りません。

　ピック病には個人差はあまりありませんが，しばしばATDと誤診され，使うべき薬がまったく合っていないケースが多々見受けられます。DLBは，スペクトラムの集団ですから，偶然その患者に合う薬だったケース以外で改善が見込めることはありません。

　コウノメソッドでは，DLBスペクトラム集団には，限定された抑制系薬剤やパーキンソン病（PD）治療薬，優先順位，細密な治療窓を設定し，シチコリン静注を的確に行うこと（またはCDPコリン摂取）で，治療戦略を確立しています。

　臨床経験が少なくても，筆者が構築した治療体系のエッセンスをまねれば，特異な患者以外，問題はほとんど起こらないでしょう。

2) 個々の患者に合わせた対症療法が基本

　また，レビースコア，ピックスコアの考案により，LPC症候群を仮診断しながら，進行性核上性麻痺（PSP），大脳皮質基底核変性症（CBD），多系統萎縮症（MSA）といった，プライマリケア医にはおおよそ縁のなかった難病を診断することができるようにもなっています．診断だけでなく，治療さえ可能です．

　患者の高齢化が進むということは個体差が広がるということですから，必要なことは**患者個々に対してアナログなルーチンの診察をまじめに行い，対症療法に基づいた処方を施すこと**です．

　読者には，世界一背広を販売しているという日本の紳士服チェーンのアルバイト店員ではなく，英国のテーラーにいる初老のスタッフのようになってほしいと思います．それが筆者が考えるプロフェッショナルです．

3) プロフェッショナルへの近道

　プロフェッショナルに近づくためには，スタッフに任せるのではなく，改訂長谷川式スケール（HDS-R）もピックスコアもレビースコアもCTの読影も，**すべて自身で行う**のがよいでしょう．レビースコアをつけるなら，歯車現象を調べるために患者に触れる必要があります．その繰り返しにより，患者から"におい"を感じられるようになります．

　古くは統合失調症患者が初めて診察室に入ってきたときに医師が感じる"プレコックス感"と同じで，**ピック感，レビーらしさ**と筆者が呼ぶ感覚がわかるはずです．そのセンサーで，典型例なら2秒以内で診断できるはずです．そうしているうちにPSPもわかるようになります．さらに，初めて訪れたグループホームで，18人の利用者をパッと見ただけで，おおよそ10分で全員のだいたいの診断がつくようになるでしょう．

2 プロフェッショナルとして

　プロフェッショナルに重要なこととして最後にもうひとつ強調しておきたいのは，患者を"人"として診ることです．問診では，出身地と職業はぜひ聞きましょう．新しい記憶ができない認知症患者にとって，なつかしい風景，頑張っていた頃の自分を想起させてくれる相手は心地よく，**安心できる外来**となります．

　いかなる難病であっても**患者の手を握り激励しましょう**．それがプロフェッショナルの行動です．

XI章 認知症外来イメージトレーニング

筆者は外来で実際にどのようなことを考え，家族にどのようなことを話しているのか——あたかも外来を見学しているかのように診療の実際をつかめるよう，本章でイメージトレーニングをしていきましょう。

1 認知症外来を訪れる標準的な患者（単純認知症タイプ）像

1）認知症外来で最もよくみられるケース

認知症外来において標準的な（最も多い）ケースは，次のような患者です。

①76歳女性，家族とともに来院。
②初めて認知症かどうかの診察を受けに来た。
③病型はアルツハイマー型認知症（ATD）である。
④際立った周辺症状はない（室伏分類で「単純認知症型」に分類されるタイプ）。
⑤初めて認知症に対する処方をされる。

まず，こうしたケースが標準的である理由を説明しましょう。認知症専門医のもとを訪れる初診患者は，最近は大方**76歳**です。これは平均値であり中央値でもあります。認知症で最も**多いのはATD**であり，**7割は女性**です。ですから認知症全体では女性のほうが圧倒的に多いです。

周辺症状とは，中核症状（記憶低下，判断力障害，失見当など）以外の，一時的に介護者を困らせる症状のことで，陽性と陰性があることは，これまで解説してきた通りです。ATDの場合は**約4割に陽性症状**（易怒，介護抵抗，徘徊，不眠など）がみられます。

2) 診察で得られる特徴

前述のような"標準的な患者"を診察すると，しばしば次のような結果が得られます。

①患者の問診票に○（マル）がついているのは「**もの忘れを認めない（病識欠如）**」と「**買い物のミス**」のみ。
②患者は，興奮したり不機嫌になったりすることもなく，淡々と改訂長谷川式スケール（HDS-R）を受けた。
③HDS-Rスコアは，**遅延再生（6点満点）は1点**しか得点できず，全体では18点だった。
④**HDS-Rで，何度も同じ野菜の名前を言い**，5物品を隠すと「ネコ」と言った（**保続**）。
⑤FTLD検出セットを実施したが，語義失語はない。
⑥肘の歯車現象はない。

以上がATDの平均像です。90歳を超えるとATDは3割程度に減り，**神経原線維変化型老年期認知症（SD-NFT）**や**嗜銀顆粒性認知症（AGD）**が増加します。前者は周辺症状が少なく，後者はピック病のような陽性症状を示しやすい疾患です。この2疾患は，神経毒性を有するとされる老人斑がないために進行が遅いと考えられ，無理に中核薬を処方しなくても，フェルラ酸含有食品のみで安定する例もしばしばみられます。

3) 処方の考え方

75〜85歳で鑑別に迷う患者は，**とりあえずATDとして扱っておけば大きな間違い**は起こりません。あとは，易怒的な患者にはドネペジルを使わない，適宜チアプリド（グラマリール®）を処方することで，情緒は安定し，家族から一定の評価を得られるでしょう。

おそらく，ATDであろうが，ATDの平均像でない患者というのは，①HDS-Rの遅延再生が5点以上，②海馬が萎縮していない，③迷子にならない，に当てはまる患者だと思います。**そういうATD患者もいます**。副作用によって易怒，食欲低下，歩行困難感が起こらなければ，中核薬はドネペジルでよいと思います。

どうも病理基盤はATDではなさそうだが，積極的に前頭側頭葉変性症（FTLD）とも診断しにくいと感じる患者には，**ガランタミン（レミニール®）を2年以上処方する**ことを勧めます。レミニール®はアセチルコリン以外の神経伝達物質にも好影響を与え，長期的な効果が見込めるからです。

2 アルツハイマー型認知症イメージトレーニング

1）診察後，家族への説明と問診の要点（画像検査なしの場合）

それでは実践に入りましょう．診察を終えて，家族への説明を行う場面です．

〈患者：76歳女性，HDS-R 18点〉

医師 今日はCT検査をしていない状態での判断ですが，「アルツハイマー型認知症」を疑います*．記憶の検査（HDS-R）が30点満点のうち18点ということは，年のせいと考えるのは難しく，認知症の薬を飲み始めるのがよいと思います．ただ，脳腫瘍や脳梗塞は外見からはわからないので，近くの病院でCTだけ撮っておきますか？

家族 なかなか行く時間がないので治療を始めて下さい．

医師 確認ですが，**非常に怒りっぽいということはないですね？** 勝手に外出して迷子になったことはないですね？

家族 まったくそういうことはないです．穏やかなお母さんです．

医師 食欲がなく，**すぐに気持ち悪くなるということはないですか？**

家族 ないです．下痢も起こしません．

医師 同居者はいますか？

家族 います．ほかの薬も家族が確認して飲ませています．

医師 **夜は寝ていますか？** 寝ないなら薬を出すこともできますが．

家族 寝られない日もあるようですが，大丈夫です．

医師 それでは，ドネペジルという薬の弱いのを2週間飲んで，そのあと強いのを2週間続けてみましょう．今度は1カ月後にお越し下さい．念のため最初の5日間は吐き気どめも朝食前に飲みましょう．

〈診断〉

　　アルツハイマー型認知症　中期

〈処方〉

　①ドネペジル 3mg（朝）…14日，ドネペジル 5mg（朝）…後半の14日

　②ドンペリドン 10mg 1錠（朝食前）…最初の5日間のみ

＊本人のみでなく家族までも「認知症」という告知におびえている様子がある場合には，筆者は初日は「アルツハイマーの予備軍」という言い方にとどめておくこともある．しかし，患者が待合室で待っている間に家族だけ入室してきて，「認知症にはまだなっていないのですか？」と確認してくる場合などには，後々に「誤診された」と訴える可能性のある家族と判断し，「いいえ，もう認知症です」とはっきり伝えることにしている．

2) 患者本人の質問への答え方（画像検査後の場合）

　筆者は，比較的若年の患者が1人で来院した場合は，発病を**告知しません**。軽度認知障害（MCI）という概念がありますが，大脳萎縮がある程度強い場合は，そのようなグレーゾーンを設定する必要はなく，変性性認知症のレールの上を走り出していると考えます。

　いつ発病したかの判断は医師によって異なるわけですから，一番よい方法は，決めつけた言い方をせずに治療を始めてしまうことです。

　患者は，相当考えた末に来院したわけですから，医師が「大丈夫です」と言ったところで納得いかないでしょう。よほどあなたが信頼されているならそれで受診をやめるでしょうが，普通はほかの医師のもとを受診するだけです。"ドクターショッピング"をさせないためにも，あなたが認知症関係の主治医になることを腹に決めて下さい。

〈患者：50歳代男性，HDS-R 29点〉
（以下，グレー字は，会話の途中で行った検査や，医師の思考回路，説明時の注意などを示す）

患者　結果はどうでしたか？

医師　今日は記憶検査（HDS-R）が29点*ということで，**認知症ではない**のですが，途中の質問に1問間違えたり，長く考えたりしたのが気になります。
（社会的定義として認知症ではないが，病理的には認知症と気づく）

患者　そうですね…。頭の回転が遅くなった感じがしています。
（治療導入にあたって，本人に病的であることを認知させていくようにする）

医師　CT画像では，前から見ると（冠状断），海馬という記憶の出入口が少し萎縮していますから，高齢になったときに，アルツハイマーになる可能性はあると思います。
（発病しても遠い将来だと安心させる）

患者　じゃあ，どうすればよいのでしょうか？

医師　アルツハイマーの"予備軍"としてやってほしいことは，①30分程度の**昼寝**を毎日すること，②なるべく毎日20分以上の**散歩**をすること，③新聞の社説などを**音読**すること，この3つです。
（生活指導をする医師は信頼される）

患者　それだけで，本当に大丈夫なのですか？

医師　できれば，フェルラ酸含有食品というサプリメントの摂取を開始したほうが，楽に予防できると思います。私も妻も7年服用していますよ。

患者　米ぬかのことですよね。どのタイプがよいのでしょうか？

医師 あなたはもう50歳を過ぎているので，**フェルラ酸含有食品（強）の粒タイプ**を朝1粒，夕1粒でどうでしょうか。若い人だと（弱）タイプの顆粒で始めるのですが，それは本当に症状のない人の場合ですから，ガーデンアンゼリカが2.5倍入っているタイプのほうがよいです。これは，本当に元気になるという感じがします。

患者 それで，通院はしなくてよいのですか？

医師 心配なら，認知症の薬を少しだけ飲んでみて，**副作用が出るなら本格的な治療はまだ必要ない**という判断ができます。それをやるなら通院が必要になりますが。

患者 どうしましょう。迷います。

医師 正直なところ，海馬萎縮という構造的な変化があるので，もしも自分の親だったら，私だったら飲ませると思います。

患者 それはつまり，私が認知症ということですか？

医師 いいえ。アルツハイマーは潜伏期間が20年以上もあるので，発病している・していないということより，脳内のアセチルコリンという物質が不足傾向かどうかをさぐるだけです。
（自信をもってなめらかに説明する）

患者 そんな明快な説明をしてくれた先生は初めてです。
（どこへ行っても「正常」と言われて困っていた患者像が垣間みえる）

医師 あなたは怒りっぽくないですよね？
（ドネペジルを処方してよいかのチェック）

患者 ないです。いたって静かですよ。

医師 それなら，アルツハイマーに一番使われているドネペジルという薬を，実際の患者さんが飲む量の1/3くらい飲んでみて，元気になればアセチルコリン不足だし，吐き気や下痢が出たら，今は飲まなくてよいということですから，テストしてみませんか？
（ドネペジルチャレンジテストを始める）

患者 先生の説明は迷いがなくて，すんなり納得できました。やってみます。

〈処方〉
① ドネペジル 1.5mg（3mgの半錠）（朝）… 28日
② ドンペリドン 10mg 1錠（朝食前）… 最初の5日間のみ

(1) 改訂長谷川式スケールのスコアの読み方

HDS-Rスコアには，どこからが認知症という明確なカットオフポイントはありません。集団統計では20/21とされますが，これは臨床上はほとんど意味がありません。**満点に近い点数をとる認知症として**ピック病が有名ですし，また，**長考したり間違いを繰り返したりした結果満点になる場合もやはり病的**です。逆に，スコアが低い場合でも，その本態は認知症ではなくうつ病のことがあります（**仮性認知症**）。ただし，患者は自然と医者を選んで来院するので，うつ病の患者が精神科や心療内科以外の医師のもとを訪れることは少ないのも事実です。

(2) ドネペジルを選択する理由

アセチルコリンエステラーゼ阻害薬3成分のうちドネペジルを選択する理由は，最も**切れ味がよい**こと，低用量なら**副作用が少ない**ことがあげられます。初めて服用する中核薬で副作用が出てしまうと，そのことがトラウマになってしまうため，慎重なチャレンジテストが望まれます。レミニール®は嘔吐の副作用が強く，リバスチグミン（リバスタッチ®パッチ）はかぶれの恐れがあるので，最初はドネペジルが最も適していると考えます。

＊大人の発達障害と呼ばれる注意欠如・多動性障害（ADHD）は，55歳以上の軽度認知障害（MCI）に10%以上含まれるとされ[1]，比較的脳萎縮が強いと思えても，「整理整頓はできますか？ 衝動買いしませんか？」と尋ねて，「Yes」ならADHDについての問診をし直す必要がある（p.149のコラム参照）。ADHDなら，アセチルコリン賦活ではなく，ノルアドレナリンとドパミンの軽度賦活が必要になる。なお，ADHD治療薬であるメチルフェニデート（コンサータ®）は，登録医でないと処方できない。

3) 陽性症状のあるケース

ATDの約4割には陽性症状がみられます。ピック病ではその割合は増し，約8割にみられます。**ピック病は周囲が困り**（外的陽性症状＝迷惑行為），**レビー小体型認知症（DLB）は患者自身が悩む**（内的陽性症状＝妄想・幻覚）のが疾患のイメージです。

中核薬（アセチルコリンエステラーゼ阻害薬）は脳内アセチルコリンを賦活することで中核症状の改善を狙うものですが，認知症患者を取り巻く社会のことを考えると，アセチルコリンの賦活が介護抵抗を増悪させ，介護者を疲弊させる可能性があることを常に考慮せねばなりません。

臨床医は，薬を処方する以上，副作用の全責任を負わねばなりません。ここでいう副作用とは，中枢神経系の副作用（興奮，傾眠）のことです。こうした陽性症状がある患者が来院したときには，次のような問診が必要になります。

(1) 初診時の対応

〈患者：78歳男性，HDS-R 16点，運動障害なし〉

医師 問診票の**「怒りっぽい」**に○（マル）がついていますが，どの程度怒りっぽいのか教えて下さい。たまに，ときどき，いつも，…どれくらいの頻度ですか？

家族 まあ，こちらが注意すると反発して怒りますね。毎日です。

医師 それは昔からの性格なのか，最近になってなのか。どうですか？

家族 **おかしくなってから**です。昔は穏やかな人でした。

医師 怒りっぽい時刻というのはありますか？

家族 どちらかというと夕方以降ですね。

医師 それは夕方症候群というものですね。これから治療を希望されるなら，穏やかになる薬もしばらく併用しましょう。安心して下さい。

家族 そうですか。

医師 記憶の薬は液体です。最初，飲んで気持ち悪くなったら，20％くらいを台所で捨ててから残りを飲ませてあげて下さい。そのうち慣れますから。念のため吐き気どめを最初の5日だけ使いましょう。

〈処方〉
①レミニール® 内用液4mg×2（朝・夕）… 28日
②ドンペリドン 10mg 1錠×2（朝・夕食前）…最初の5日間のみ
③チアプリド 25mg 1錠×1（夕）… 28日

---

①レミニール®内用液について

　内用液タイプを用いることで，増量規定で8mg＋8mgにしなければならなくなったときにも，4mg内用液×4本を処方しておいて，無理なら2本，3本に落とすという調整が可能です。この1カ月以降の時期に，4mg錠×4で処方すると，8mg錠×2より薬価が高くなるために，レセプトをカットされる恐れがあり，また患者の状態に合わせた微調整もできません。内用液はmgあたりの薬価であるため，4mg内用液×4本でも薬価は高くならず，レセプトもカットされません。稀に苦みを訴える患者もいますが，多くの場合，問題なく服用することができます。また，飲み物や料理に入れても失活はしません。

(2) 再診時（1カ月後）の対応

医師 どうですか？ 怒りっぽくなってきたということはありませんか？ 食欲はありますか？

家族 よいようです。怒りっぽくありません。

医師 それではチアプリドは中止しますね。記憶はどうですか？

家族　少しよいように思います。

医師　1カ月経ったので，レミニール®は1日4本に増やさないとならない規定があります。1日2本で継続しても，3本に増やしてみてもよいです。それでは4本出しますが，ひとまずは3本飲んでもらって様子をみて下さい。次回受診は28日後です。

〈診断〉
　アルツハイマー型認知症　中期
〈処方〉
　①レミニール® 4mg内用液×4（朝2・夕2）…21日
　　→実際の服用は，朝1・昼1・夕1…28日

---

①抑制系薬剤のやめどき

　中核薬の服用を始めたとき，また増量したときに易怒が現れてくるので，中核薬に慣れれば抑制系薬剤は不要になります。少なくとも本例の易怒はその程度のレベルだったということでもあります。もちろん，易怒が強ければチアプリドは継続とします。

②認知症の中核症状と周辺症状（p.14の図2参照）

　認知症には中核症状があり，そこから周辺症状が派生して現れてきます。しかしながら，何度も述べているように，**中核症状を治せば周辺症状も消えると考えてはなりません**。たまたまドネペジルなどで幻視も消えるケースは，なくはないでしょうが，コウノメソッドにおいて，それは正攻法ではなく，やってはならない処方です。

　陽性症状が強めの患者は，**陽性症状を消してから中核薬を処方する**のが鉄則です。本例は陽性症状（易怒）が軽度であったため，中核薬と抑制系薬剤を同時に処方することができただけです。この処方はある意味では見切り発車です。

3　軽度認知障害イメージトレーニング

　ATD，FTLD，DLB，脳血管性認知症（VD）の四大認知症にはそれぞれの前駆状態があり，**軽度認知障害（MCI）**と称します。早期から処方が開始されることになりますが，**中核薬を初期に服用させると消化器系の副作用が出やすくなる**ので，規定用量より少ない量から開始するのが鉄則です。アセチルコリンは不足していないのですから，腸が動きすぎてしまいます。

　ATDのMCIについてですが，潜伏期間が20年とも25年ともいわれる中，大脳組織にアルツハイマー病変が蓄積してきているなら，認知症と定義できない時期（生活に支障がない時期）であっても当然中核薬は開始すべきです。

しかし不思議なことに，MCIにとどまってATDにならない人がいます。どのケースにアセチルコリンを補うかは，「飲んでみて調子がよいなら飲んでいてよい」という考え方が真実でしょう。**医療における"正解"は，常に患者の体が示すものです。**医師の勝手な理論で決まるものではありません。いつも患者（家族）と話し合って決めていくのです。特に精神科系の薬はそうです。

1）初診時の対応

〈患者：46歳男性，会社員，問診票に○（マル）のついた項目はない〉

医師　今日は何が心配で来られましたか？
患者　最近仕事がうまくいかないのです。
医師　**それは，記憶が悪いのか気分が優れないのか，どちらでしょう？**
患者　仕事の内容を覚えられなくて，ミスが多く上司に叱られるのです。
医師　奥さんはどう言っていますか？
患者　特に何も気づいていません。
医師　頭痛はないですか？　午前中に調子が悪いということはないですか？　便秘は？
患者　いずれも当てはまらないです。
医師　そうなると，うつ病よりも認知症の予備軍の可能性があるので調べてみますか？
　　　（HDS-Rを行う。結果は29点だが答えるのが遅い。FTLD検出セットは問題なし）
医師　自律神経失調ということはないですか？　車に酔いやすいとか，めまいがあるとか…。
患者　僕は頑強なので大丈夫ですね。
医師　今，記憶検査をしてみて，成績はよいのですが，ちょっと答えるのに時間がかかるよね。
患者　そうでしょう。**頭が回転しない感じ**なんです。
医師　3つのことを同時に言われると1つ欠落しませんか？
患者　その通りです。メモするのですが，それを見るのを忘れちゃって…。
医師　おそらく今の状態だと，大きな病院で脳血流を調べても正常範囲と判定されてしまうでしょうし，ここはちょっと，アルツハイマーの患者さんが飲む薬を1/3くらいの量で飲んでみて，どんな気分になるか試してみませんか？　私が「正常です」と言ってもあなたは困るでしょう。
患者　そうです。先生にお任せしたいです。
医師　確認ですが，あなたは学歴が高いですね。整理整頓は子どもの頃からできて

　　　　　いますか？　衝動買いのくせはありませんか？

患者　僕はきれい好きだし，倹約家です。

医師　そうなると，注意欠如・多動性障害（ADHD）ではないようです。自分の親だったら，私なら認知症の薬を少しだけ試してみますね。ドネペジルという薬を1.5mg飲んでみましょうか。

〈診断〉
　　アルツハイマー型認知症　初期
〈処方〉
　①ドネペジル錠 3mg（朝）… 14日
　　→実際の服用は半錠（1.5mg）… 28日
　②ドンペリドン 10mg 1錠（朝食前）…最初の5日間のみ

2）再診時の対応

医師　どうですか？　気持ち悪くなったりしませんでしたか？

患者　調子がいいです。何だか頭の霧が晴れた感じです。

医師　薬は，ものすごく少ない量ですが，1回量を増やすと気持ち悪くなるので，前回とほぼ同量で朝・夕と2回に増やしてみますか？

患者　お任せします。

〈処方〉
　①ドネペジル細粒 5mg（朝）… 28日
　　→実際の服用は1.67mg×2（朝・夕）… 42日*

＊計算方法：まず42日後を再診日と決めたら，42×2/3＝28となり，レセプト上は28日処方となる。門前薬局に1.67mgを日頃から調剤しておくよう依頼しておく。

3）通院中の指導

〈半年後，HDS-Rは27点に低下〉

医師　半年通院してもらっていますが，何か事件はありませんでしたか？

患者　だいたいうまくできているのですが，先日お客様とのアポイントを14時と4時を勘違いしてしまって，迷惑をかけちゃいました。妻からは「最近イライラしているね」と言われました。

医師　まだまだ，頑張れるからね。仕事が複数入ったらちゃんとメモして，そのメ

モを1日2回見るという行動を固めて下さい。プロである以上，ちゃんとやって下さいね。それから，自動車の運転は，夜間と雨の日は避けましょうよ。薬を増やすか，サプリメントを併用するか，どうしましょう？

患者　サプリメントなら副作用はないですよね。やってみます。

医師　それじゃあ，フェルラ酸含有食品（強）の粒タイプを朝1粒，夕1粒摂りましょう。ドネペジルは飲みやすいように錠剤に変えますね。それから，食事では，ココナッツオイルを大さじ2杯，料理に入れてもらって下さい。

患者　オリーブオイルなら女房が使っていますが。

医師　オリーブオイルは心臓，脳にはココナッツオイルです。安価な製品はかえって体を酸化させかねないので，きちんとしたものを買って下さいね。それから，可能なら昼寝をして下さい。頭を使わないときにアミロイド蛋白が髄液に排出されますから。

〈処方〉
　①ドネペジル錠 5mg 半錠（朝），半錠（夕）… 42日

〈推奨〉
　①フェルラ酸含有食品（強・粒タイプ）×2粒（朝1粒，夕1粒）
　②ココナッツオイル 1日大さじ2杯

〈生活指導〉
・自動車運転の制限
・昼寝40分

COLUMN

認知症外来に欠かせない注意欠如・多動性障害（ADHD）の知識

　高知大学の研究者から2016，2017年と続けて日本老年精神医学会で発表された通り[1,2]，55歳以上の軽度認知障害（MCI）患者の約1割が注意欠如・多動性障害（ADHD）であるという報告は衝撃的でした[1]。筆者も早速，発達障害に関する成書を20冊ほど読みました。

　わかったことを要約すると，以下の通りです。

・知的障害は発達障害の一部である。
・発達障害の約3割が大人に持ち越し，それが「大人の発達障害」といわれている。
・高機能（知能指数が高い）の場合は，社会に出るまであまり問題とならないものの，就職や結婚で相手に合わせなければならない状況になると，仕事のミスや家庭内トラブルが起こってくる。

- いじめられ，二次障害としてうつ状態となり，引きこもりになることがある．
- ADHDの半数がアスペルガー症候群（衝動性，易怒）を合併する．
- 女性のADHDは注意欠如が主体であることが多いため，認知症とそっくりである．
- 発達障害の専門医はきわめて少ない．

　など

筆者は，これらの知識を得てから，10人以上の50歳前後の患者に対して，ADHDであるのにアルツハイマー型認知症（ATD）の予備軍だと説明し，本人を不安にさせてしまったことを悔い，謝罪して，メチルフェニデート（コンサータ®）*の投与を始めました（**図1**）．

改訂長谷川式スケール（HDS-R）の点数が高く，いつまで経っても低下しないのに，本人は記憶できないと訴え続ける患者には，ADHDのアンケート（**表1**，**表2**）をとって，ぜひ誤診しないようにして頂きたいと思います．

＊登録医しか処方できない．アトモキセチン（ストラテラ®）は登録医以外も処方可能．

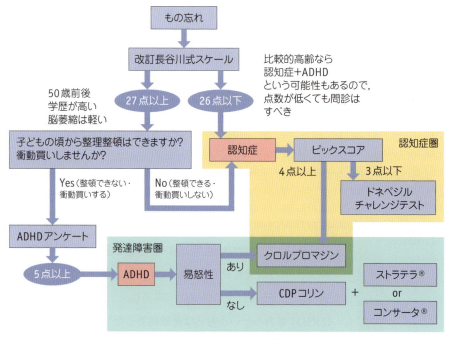

図1　ADHDトラップシステム（河野，2017）

表1 ADHDアンケート

どれかに○

質問A		はい	少し	いいえ
1	見過ごしなどの不注意で仕事のミスをしがちである。			
2	講義，会話，遊びのときに，集中力を持続できない。			
3	話しかけられたときに上のそら。話の内容が頭に入ってこない。			
4	指示されたことを，忘れたり内容を理解できず，やりとげられない。			
5	資料や持ち物を整理できない。締め切りを守れない。			
6	書類を書くときに記入もれしやすい。長い文章を見直すのがつらい。			
7	鉛筆，ノート，眼鏡，携帯電話などをしばしば見失う，なくす。			
8	横で音楽などを聴かれると，そちらに気がいってしまって気が散る。			
9	お金の支払い，電話を折り返しすること，会合の約束を忘れがち。			
質問B				
1	しばしば，そわそわ，もじもじする。			
2	ずっと座っているべきときに，席を離れてしまう。			
3	不適切な場面で，走り回ったり，登ったりしてしまう。			
4	静かに余暇を過ごすことができない。			
5	じっとしていられない，エンジンがかかったように行動してしまう。			
6	しばしば，しゃべりすぎる。			
7	相手の質問が終わる前に答えてしまう。			
8	自分の順番を待つことができない。			
9	他人の会話に割り込む，他人の行動を邪魔したり，持ち物を使ってしまう。			

（DSM-5をもとに筆者作成）

表2 ADHDアンケートの採点法

質問A・質問Bを印刷してADHDを疑う患者に書いてもらいます。患者には知らせませんが，Aが注意スコア，Bが多動スコアです。

「はい」は1点，「少し」は0.5点で配点し，質問Aで5点以上，質問Bで5点以上なら，ほぼADHDです。大人の場合は，質問Bが2点以下の場合が多いですが，質問Aで5点以上というだけで，投薬可能だと考えます。

コンサータ®は，登録医のみ処方可（強い） ➡ 緑内障に禁忌
ストラテラ®は，どの医師でも処方可（弱い） ➡ 閉塞隅角緑内障のみ禁忌

● 文献

1) 上村直人，他：ADHD in Old Age. 老年精神医学雑誌. 2017；28(増刊号Ⅱ)：176.
2) 上村直人，他：老年期のMCIにみられるADHDの疫学的調査. 老年精神医学雑誌. 2016；27(増刊Ⅱ)：182.

4　ピック病イメージトレーニング

　四大認知症の中で，医療保護入院の可能性が一番高いのがピック病です。ピック病を家庭にとどめるための抑制系薬剤の使いこなしができれば，認知症診療医として上等でしょう。そのためには，抑制系薬剤の副作用を知り，用量設定，家庭天秤法の指導ができるようにします。

1）よくある前医の誤処方ケース

〈患者：62歳男性，HDS-R 27点，易怒あり，離婚しており付き添いは姉〉

医師　問診票では「怒りっぽい」に○（マル）がついていますが，**スイッチが入ったように怒るのか，1日中不機嫌なのか**，どちらですか？

姉　スイッチです。昔はこんなことはなかったのですが…。

医師　ドネペジル10mgが処方されていますが，これで怒りっぽくなったのではないですか？

姉　そうですね。5mgになってから，時に尋常じゃない怒り方になって，先日はガラスの皿を私に投げたんですよ。

医師　ドネペジルを処方した医師の診断は？

姉　海馬が萎縮しているからアルツハイマーですね，と。

医師　私は違うと思います。**ピック病でも海馬は強く萎縮します**。怒りっぽくなった，と医師に伝えましたか？

姉　それなのですが，5mgのときに怒りっぽくなったと伝えたら，先生もこの弟も怒りだして，先生は「進行したのだから10mgに増やす」って。それで怖くなって，河野先生のところを予約したのです。予約がとれたのが1カ月も先だったので，インターネットで調べたら，ドネペジルは怒りっぽくなりうるって書いてあったので，親戚の保健師さんに意見を聞いて，勝手にやめました。そうしたら10日くらいで穏やかに戻ったのです。

医師　よかったですね。やめなければ警察沙汰になっていたかもしれません。今CT画像で確認しましたが，左側頭葉と前頭葉が強く萎縮していて，ピック病に間違いないです。以前と比べて**甘いものが好きになった**のではないですか？

姉　そうなんです。アイスコーヒーにガムシロップを4個も入れます。

医師　相手の物と自分の物の区別がつかなくなって，結果として万引きにつながることがあるので気をつけて下さいね。**肝機能はよいですか？**

姉　会社の健診で肝臓がひっかかったことはないです。

|医師| クロルプロマジン（ウインタミン®）という薬を朝4mg，夕6mg出しますから。それから，化合物は副作用が多いのですが，サプリメントを購入することは可能ですか？

|姉| フェルラ酸含有食品のことですよね。それを飲ませたくてここに来ました。

|医師| 最近の運転はどうですか？

|姉| ときどきこすっていますね。問いただすと「覚えていない」と言います。

|医師| 衝動的に危ない行動をする病気なので，絶えず監視するほうがよいですよ。しかし，そうもいかないだろうから，日頃からウインタミン®を飲ませて衝動性を減らしておきましょう。ただ，5％くらいの患者さんに肝臓の障害が起こりますから，白目が黄色っぽくなったり，元気がなくなったりしたら，ウインタミン®をいったんやめて，採血に来て下さい。それでもウインタミン®はよい薬ですからね。使って下さい。

|姉| わかりました。

|医師| 自動車の運転は原則やめてほしいです。医師である私が認知症と診断したわけですから，今日を境に，事故を起こした場合の責任能力は本人は問われません。肉親であるあなたが，彼を運転させたという責任を問われます。人身事故の場合，保険会社によっては，認知症と診断されている方には対人賠償の保険金無制限を受け付けてくれなくなっています。

〈診断〉

　　ピック病

〈処方〉

　　①ウインタミン® 10mg（4mg－0mg－6mg）… 21日

　　※慣れない薬局には1回0.04gなどと説明を書いておいたほうがよい。過去に40mgで調剤した薬局の例がある。精神科領域では40mgは当たり前の量であるため，間違いが生じやすい。

〈推奨〉

　　①フェルラ酸含有食品（弱）×2本

　　※ウインタミン®とフェルラ酸含有食品（弱）の組み合わせは「ピックセット」である。多動症，自閉スペクトラム症にも応用できる。

〈生活指導〉

　　・自動車運転の制限

2）介護施設職員への指導の例

　急増する認知症患者に対して，特に都市部では対応できる施設がすでに不足しています。こうした時代において，精神科病棟に入院していた認知症患者を施設で看る，

施設に入所していた認知症患者を自宅で看る——そのためにはどうすればよいのでしょうか？　筆者は介護職員や家族に「頑張れ」と無理なことを言うつもりはありません。薬で解決できるならそれが一番よいのです。もちろん副作用を出してはなりません。

コウノメソッドでは，強い陽性症状を示すピック病に対して抑制系薬剤をどう使えばよいのかを提案し，過鎮静防止には「家庭天秤法」を考案して対応してきました（施設では「施設天秤法」と呼ばれることもあります）。

また，認知症の陽性症状がどういったものかわからない，経験の浅い職員でも過鎮静を防げるように，「DBC（dementia balance check）シート」を用意しています（**表1**）。陽性症状（A），陰性症状（B），体幹バランス（C）の3項目をチェックしてお

表1 DBC (dementia balance check) シート

A. 陽性症状

番号	陽性症状項目	入所1週間	入所3週間後
1	いらだち，怒り，大声，暴力	0 1 2 3	0 1 2 3
2	介護抵抗，入浴拒否	0 1 2 3	0 1 2 3
3	帰宅願望，外出企図	0 1 2 3	0 1 2 3
4	不眠	0 1 2 3	0 1 2 3
5	徘徊（一日中，日中，夜間）	0 1 2 3	0 1 2 3
6	自己顕示，家族呼び出し頻回	0 1 2 3	0 1 2 3
7	焦り	0 1 2 3	0 1 2 3
8	妄想，幻覚，独語	0 1 2 3	0 1 2 3
9	神経質，強迫症状	0 1 2 3	0 1 2 3
10	盗み，盗食，過食，異食	0 1 2 3	0 1 2 3

B. 陰性症状

番号	陰性症状項目	入所1週間	入所3週間後
1	食欲低下	0 1 2 3	0 1 2 3
2	あまり動かない（活力低下）	0 1 2 3	0 1 2 3
3	昼寝，傾眠，発語減少，無表情	0 1 2 3	0 1 2 3
4	うつ状態（悲観的発言，自殺企図）	0 1 2 3	0 1 2 3
5	無関心（リハビリテーション不参加）	0 1 2 3	0 1 2 3

C. 体幹バランス

番号	体幹バランス項目	入所1週間	入所3週間後
1	体幹傾斜	0 1 2 3	0 1 2 3
2	易転倒性	0 1 2 3	0 1 2 3
3	小刻み歩行，すり足歩行	0 1 2 3	0 1 2 3
4	嚥下不良（嚥下遅延），むせ	0 1 2 3	0 1 2 3
5	突進または振戦	0 1 2 3	0 1 2 3

いて，抑制系薬剤投与後に再評価します．Aのスコアが改善，BとCのスコアが不変であれば成功です．安全に鎮静化できたということです．

筆者の外来には，入居者の陽性症状に困っている介護施設の職員が，その人を連れて来院することがあります．初回の処方で必ずしも患者の症状を安全・確実に鎮静化できるわけではないため，職員には，過鎮静になったらすぐに薬を減らすよう説明しています．その様子をみてみましょう．

(1) 初診時の対応

〈患者：58歳男性，ピック病，HDS-R 7点，問診票には「怒りっぽい」「被害妄想」「もの忘れを認めない（病識欠如）」に○（マル）がついている〉

医師 体が傾いていますね．

職員 嘱託医が一生懸命暴力を抑えようとして**リスペリドン（リスパダール®）**を処方されてからのようです．

（施設の嘱託医は，ドネペジル5mg，リスパダール®1mg×3錠，ブロチゾラム（レンドルミン®）0.25mg×1錠を処方している）

医師 その医師はなぜドネペジルを出したのですか？

職員 嘱託医が見つからず，施設長が懸命に探した結果，やっと来てくれた神経内科の先生なのですが，だいたい全員にドネペジルを出します．

医師 今日は暴力や性的逸脱行為を消したくて来られたのですよね．それだったらドネペジルをすぐにやめて下さい．

職員 嘱託医に言いにくいですが，やめてみます．

医師 それから，リスパダール®でパーキンソニズムを起こしているので，ウインタミン®に変更しましょう．肝臓は悪くないですね？

職員 ええ，1カ月前の採血で異常はなく，肝炎や胆石の既往もありません．飲酒歴はなく，脂肪肝の証拠もないです．

医師 どの程度の暴力がみられますか？

職員 日頃は普通に過ごしているのですが，この方がほかの利用者に話しかけたときに，相手も高度の認知症で，呼びかけに反応しないので，「なぜ答えないのだ！」と胸ぐらをつかんで殴る仕草をします．ほかの利用者も怖がってしまって，2人の家族から「施設を出たい」と言われてしまって…．また，入浴の際に衣類を脱がそうとすると蹴ることがあり，先日20歳の女性職員が辞めてしまいました．

医師 緊急事態だね．こういう処方を許すと施設は崩壊しますよ．強めの鎮静剤を処方するから，副作用が起こらないよう，**あなたが用量を調整する気はありますか？**

職員 したことはないですが，もう先生だけが頼りなんです．やってみます．

|医師| まず，ドネペジルをやめられないと，私は責任をもてません。ドネペジルを継続しながら鎮静剤を併用するということは，絶対にやってはいけないことで，患者は食事を食べられなくなるし，ドネペジルによるパーキンソニズムもありえるので。ドネペジルの中止からすべては始まります。ウインタミン®6mgを3包，コントミン®12.5mg錠を6錠出すから，どういう組み合わせでちょうど軟着陸できるか調整して下さい。コントミン®という薬は，ウインタミン®細粒と同じ成分の錠剤ですからね。

|職員| …と言われても，初日はどうしましょうか。

|医師| コントミン®1日3錠で始めようか。効かなかったらコントミン®6錠まで増やしてよいですよ。たぶん6錠は多すぎると思うけれど。コントミン®3錠＋ウインタミン®3包という組み合わせもありだからね。

|職員| やってみます。もしわからなくなったらまた来てもよいですか？

|医師| この方の症状を制御できたら，あなたは施設の宝になるのだよ。頑張って！

〈処方〉
①ウインタミン® 6mg×3… 14日
②コントミン® 12.5mg錠×6錠… 14日
→実際には介護職員が患者の状態をみて組み合わせ，用量を調整する。

---

(2) 再診時の対応

|職員| 先生，**落ち着いてきました**。コントミン®1日5錠でだいたいよいのですが，1度に2錠飲むとちょっとうとうとするので，朝1錠，昼1錠＋ウインタミン®1包，夕2錠，寝る前に1包が一番よいみたいです。

|医師| よかったねえ。ウインタミン®は何包あまっていますか？

|職員| 14包あまっています。

|医師| では，それを差し引いて処方しておきます。嘱託医はどう言っていましたか？

|職員| はい，「ドネペジルがないとボケていってしまうけど，それでよいなら僕から鎮静剤を処方します」と言ってくれました。

|医師| 中核症状より，**まず陽性症状をとらないと，集団生活では困る**のだということを覚えてもらわないといけません。じゃあ，当院へは来なくていいね。ご家族に気持ちの余裕がでて，やっぱり記憶もよくしてほしいとおっしゃったら，フェルラ酸含有食品(弱)×2本を推奨してみて下さい。

|職員| ええ，フェルラ酸含有食品なら，うちの利用者さんも使っていて調子のよい人がいるので，説明しておきます。

|医師| それがそろえば「ピックセット」になるから，思う以上によくなるかもしれないですよ。

〈半年後：同職員が別の利用者を連れて来院〉

|職員| 先生，半年前のピック病の方，フェルラ酸含有食品（弱）を併用し始めたら，抑制系薬剤の必要量が減ってきて，いまはウインタミン®1日2包だけでよくなりました。最近は，ほかの利用者さんの入浴を手伝ってくれて，涙が出ました。

|医師| そういうことは，よくあります。人格までよくなっちゃうよね。

|職員| 辞めた職員にも施設長が電話して，「戻って来い」って説得していました。「もううちでは暴力をコントロールできるようになったから」なんて，自分が治したみたいなこと言っていましたよ（笑）。

3）落ち着かせる処方を最優先に

不機嫌な認知症患者には，その態度や素振りからすぐにピック病と考え，診察はだいたいのところで切り上げて，ウインタミン®を処方することを勧めます。まずは落ち着かせることが第一です。

(1) 初診時の対応

〈患者：72歳女性，HDS-R 18点，夫と同居，問診票には「怒りっぽい」「妄想」「もの忘れを認めない（病識欠如）」に○（マル）がついている〉

（なかなか受診に応じず，うそをついてやっと家族が連れ出して来た）

|医師| はじめまして。今日は人間ドックですから一通りお聞きしますね。生まれはどちらですか，ああ宮崎ですか。私は4回ほど行きましたけれど，食べ物がおいしいですね。名古屋からは飛行機ですぐに行けますから。

（警戒心の強い女性には故郷の話，男性には仕事の話をなるべく長くして，過去の栄光をほめたたえる。ネガティブな病状の話は，本人の前ではなるべくせず，さっさと切り上げる）

〈1人の介護者をつけて（外出防止），本人は待合室で待機〉

|医師| 「ピック病」と診断しますが，認知症で受診するのは初めてですか？

|娘| 初めてです。過去にも連れ出そうとして失敗してきました。非常に凶暴で父が怖がっています。夜も寝させてもらえず，夜間の外出で警察保護が3回です。先日も，介護保険の調査員が来たのですが，追い払ってしまって。

|医師| この状態では施設にも預けられないので，穏やかになる薬を処方します。

夫 たぶん薬は飲んでくれません。何せ病気だとは思っていないし，健康で持病もないから，内科のかかりつけ医もいないのです。

医師 大丈夫です。肝臓を悪くしたことがないなら，ウインタミン®という薬できっと穏やかになります。**コーヒーや料理にこっそり入れて下さい。**熱が加わっても薬の効果は落ちません。6mgなら眠気も起こらず，本人は気づかないでしょう。睡眠薬も出しておきますから，1包で強かったら，翌日から加減して下さい。

〈診断〉

　　ピック病

〈処方〉

　①ウインタミン® 6mg×3（不慣れな薬局には0.06gである旨伝える）… 21日
　②ニトラゼパム（ベンザリン®）細粒 7mg（就寝前）… 21日

---

(2) 再診時の対応

医師 どうでしたか？

夫 だいぶ穏やかになってきましたが，夕方からそわそわして出かけようとします。

医師 午後3時に薬を飲ませることは可能ですか？

夫 なんとかやってみます。

医師 今は，落ち着かせるだけで精一杯でしたが，今後判断力が低下して，家族の顔もわからなくなります。一般的な認知症の治療薬を飲ませると余計に興奮するので出せないのですが，人格を穏やかに調整してくれるサプリメントがあります。使ってみますか？ 保険は通らないのですが。

夫 お金のことはいいです。昔の妻に戻ってくれるなら，何でもやります。

娘 そのサプリメントは医療費控除の対象になりますか。

医師 領収書に「医師の指示によるサプリメント」と判子を押しますから，この提示によって**医療費とみなしてくれる自治体もあります。**

〈処方〉
　①ウインタミン® 6mg×3
　②ウインタミン® 4mg×1（15時）
　③ベンザリン®細粒 7mg（就寝前）
〈推奨〉
　①フェルラ酸含有食品（弱）×2本

4) ピック病に対する抑制系薬剤のラインナップ

　ピック病やATDのフロンタルバリアントに使用する抑制系薬剤について簡単に復習しておきましょう。**①ウインタミン®，コントミン®，②ジアゼパム（セルシン®），③クエチアピン（セロクエル®）**の順でしたね。肝障害では①は使えず，糖尿病では③は使えません。

　そして，稀にですが**抑肝散**が奏効するピック病もいます。一般的にピック病にはリスパダール®は効きにくいですが，リスパダール®がウインタミン®より合う患者もいます。しかし，二次性パーキンソニズムのリスクを考えて，頓用にしておくのが無難です。OD錠があるので，施設などでは，怒りだしたらホイッと口に入れれば溶けて効果を発揮します。

　問題は**奇異反応**です。①にも②にも，投与によってかえって興奮するという反応を示す患者が50人に1人程度います。その場合はドパミン阻害でなくセロトニン阻害を狙ってプロペリシアジン（ニューレプチル®）を試みましょう。

　セルシン®もニューレプチル®も催眠作用があるため，セルシン®2mg，ニューレプチル®5mgではいずれも強すぎます。セルシン®は半錠，ニューレプチル®は細粒3mg（重量0.03g）を日頃から調剤できるような環境を整えておきましょう。

5　意味性認知症イメージトレーニング

　ATDの進行速度は，HDS-Rスコアが**年間2.5点くらいずつ同じくらいの速度で低下していく**のが一般的です。ところが，最初の2年ほどはそのペースで低下し，ある年に8点くらい急激に低下する患者がいます。

　こうした場合は，ATDではなくDLBや意味性認知症（SD）かもしれないので，もう一度調べ直すようにしたほうがよいでしょう。

〈患者：80歳女性，HDS-R 7点，歩行障害なし〉

家族 ここ半年で急にボケが進んだ感じで，ケアマネジャーさんから「一度先生にも診てもらったら」と言われて来ました。

医師 そうですか。これまでかかっていた医師は，3年前に何と言ってドネペジルを処方しましたか？

家族 当時は，おばあちゃん1人で通えていたから，わからないのです。

医師 ドネペジルを飲み始めて怒りっぽくなったり，足が出にくくなったりということはなかったですね？

家族 何も起こらなかったです。よくなった印象もありません。

医師 医師を変えようという気は起こらなかったのですか？

家族 ずっと異常な行動もなく穏やかに暮らしていてくれたので，問題ないと思っていました。そのうちに，病院に行くのを忘れたりするようになって，私が薬を管理するようになりました。

（検査：HDS-Rは7点。FTLD検出セットでは「左手で右肩をたたく」がわからなかった）

医師 言語の理解力が落ちていますね。そのうちに便座への座り方がわからなくなりますよ。

家族 もうわからなくなっています。

（CT撮影：左側頭葉萎縮の所見あり）

医師 怒りっぽいとか，他人に迷惑をかけることはないですか？

家族 そういうのはないのです。いたって穏やかで。

医師 それなら「意味性認知症」という病気で，アルツハイマーではないのです。ドネペジルは効かない病気なので，薬を変える時期でしょうね。

家族 お願いします。

医師 **皮膚がかぶれやすいということはないですね？** ドネペジルはやめましょう。貼り薬を処方するので，もしかぶれたら，**2枚に切りわけて2箇所に貼ったり，足の裏に貼ったり**して下さいね。それから，これだけでは元気にならないだろうから，興奮する薬（アマンタジン）も出します。昼も飲ませられますね。朝・昼1錠半ずつですが，怒りっぽくなったり妄想を言い出したりしたら，1錠ずつに減らして下さい。

〈診断〉

　　前頭側頭葉変性症（FTLD）の意味性認知症　重症

〈処方〉

①リバスタッチ®パッチ 4.5mg（14日で9mgに増量）

※前医の処方でドネペジル5mgを服用してきており，その力価はリバスタッチ®パッチに換算すると9mgとなる．4.5mg開始後，28日待たずにすぐに増量したほうがよい．

②アマンタジン 75mg（50mg錠×1.5錠）×2（朝・昼）

6　レビー小体病イメージトレーニング

　レビー小体病は，罹患者全員が認知症になるわけではありません．しかし，アセチルコリンを少し賦活することで，病状が改善する可能性はあります．

〈患者：60歳女性，HDS-R 30点，元中学校教師，独身，問診票の「幻視」に○（マル）がついている〉

医師　今日は幻覚のご相談でしょうか．

　　　（遠方から1人で来院した．ごく普通の健常人にしか見えない）

患者　そうです．1人暮らしなのですが，1日中虫が見えるのです．

医師　**足がムズムズしたり，夜中に寝言で飛び起きたりしませんか？**

患者　その通りです．寝床に入ると足がムズムズして，夜中にベッドの上で踊ってしまったこともあります．寝言は，大きな声で叫んでしまうこともあって…，43歳頃からあるのです．

医師　耳鳴りとか車に酔いやすいとか，汗がすごく出るということはないですか？

患者　自動車は自分で運転すれば酔わないです．汗は多いですね．

医師　50歳頃，更年期障害は強くなかったですか？　ボーッと体が熱くなるとか．

患者　幸いそういうことはなかったですね．

　　　（診察：歯車現象なし，CT所見：脳萎縮なし）

医師　緊張すると**手が震える**ことはないですか？

患者　それほどはないですが，字を書くときに最近震えるような気がします．

医師　ご両親のどちらかがパーキンソン病ということはないですか？

患者　母親が80歳を過ぎて手が震えていたような気がします．

医師　**「レビー小体病」**だと思います．治療は何をお望みですか？　熟睡したいということですか？

患者　心療内科から抗不安薬をもらったのですが，幻覚は消えなくて….

医師　漢方薬の**抑肝散**を飲んでみて，効かなければ化合物を出しましょう．足が勝手に動くのは**レストレスレッグス症候群**というのですが，少しドパミンを補いましょう．プラミペキソール（ビ・シフロール®）という薬を半錠出します．服用によってもし気持ちが悪くなったら，さらに半分に切って飲んで下さい．
　　　足は痛くないですか？

患者　痛いですね．

医師　それは，ヘム鉄のサプリメントをご自分で買って飲んで下さい．門前薬局にも置いてあります．

患者　私は将来認知症になるのでしょうか？

医師　CT画像では萎縮がないので，今のところ将来予想はできません．記憶が落ちてきたらまた来て下さい．心配なら，フェルラ酸含有食品（弱）というサプリメントを摂取することをお勧めしますよ．また，日中眠くなるようだったら，全額自費になりますが，点滴（シチコリン1,000mg）を打ちに来るか，米国のサプリメントのCDPコリン（250mg）をインターネットなどで購入して朝と昼飲んでみて下さい．

患者　変化があったら来ます．

医師　うつ状態ではないですよね？

患者　今のところ大丈夫です．

医師　睡眠薬は必要ないですか？

患者　なしでやってみます．

〈診断〉
　　レビー小体病
〈処方〉
　①抑肝散 2.5g×2（朝・夕）
　②ビ・シフロール® 0.125mg（就寝前）
〈推奨〉
　フェルラ酸含有食品（弱）×2本
〈生活指導〉
　・明るい部屋で過ごす
　・規則正しい生活をし，朝日を浴びる
　・怖い映画やドラマを観たり，不安になるような本を読んだりしない
　・夜間や雨天のような視界の悪いときはなるべく自動車の運転をしない
　・ベッドはやめて和式の布団にする
　・心配事を打ち明けられる人がそばにいること

7 認知症を伴うパーキンソン病イメージトレーニング

以前に比べ，DLBという疾患が医師や一般の人に知られるようになってきました。ことに有名な症状は幻視です。しかし，**幻視が現れたら全員がDLBかというと，そうではないのです**。ATDでもピック病でもVDでも，認知症である限り，幻視が起こる可能性はあるのです。

さて，以前から神経内科医の間で議論されているのが，**認知症を伴うパーキンソン病（PDD）とDLBの異同**です。病理学的には同じ疾患であるという結論になりつつありますが，筆者は外来に非認知症の患者が増えるにつれ，PDDとDLBはやはり違うなと感じます。

治療の点で扱いが大きく異なることは，**PDDには薬剤過敏性がない**ということです。また，パーキンソン病（PD）治療薬の使用をあまり遠慮していると，歩けなくなってしまいます。コウノメソッドでは，DLBに対する慎重投与の重要性を繰り返し説いてきましたが，患者によっては薬を増量してよいという当たり前のことは言っておかないといけないのでしょう。

ただ，療養が長期にわたっている患者に起こる薬の副作用，すなわち**ジスキネジア**の対策については，コウノメソッドで推奨してきたPD治療薬がやはり良好だと感じています。

1）記憶低下が起きてきたケース

〈患者：61歳男性，HDS-R 25点，CT画像で前頭葉萎縮あり〉

医師　お薬手帳を拝見すると，パーキンソン病のようですね。

患者　はい，10年前からで，薬が切れると足が出なくなったり，左手の震えが激しくなってお椀を落とすほどです。

医師　今日のご相談はもの忘れですか？

妻　ええ，私が言ったことを5分後には忘れています。

（診察：強い歯車現象あり。眼球の動きはよい。びっくり眼なし）

医師　確かに筋肉は硬いですね。私は現在お使いのパーキンソン病治療薬を変更するつもりはありませんが，確かに記憶は少し悪いので，お力にはなりたいと思います。幻覚はないですか？

患者　ないですね。一度も出たことはない。

医師　薬剤過敏性，つまり市販の風邪薬で眠ってしまったことはないですか？

患者　別に過敏ではないと思います。

医師	今日CTを撮りましたが，前頭葉の萎縮が気になるので，やはり記憶の薬を飲みましょう．リバスタッチ®パッチという薬が第一選択ですが，貼り薬です．かぶれやすくはないですね？
患者	かぶれないと思います．
医師	ただ，まだ割と記憶はよいし，リバスタッチ®パッチの副作用で歩きにくくなる方もいるので，4.5mgを14枚処方しますから，半分に切って使って，28日後にまた来て下さい．
妻	半分に切っても大丈夫ですか？
医師	切ってはいけないパッチもありますが，これは大丈夫です．ときどき勘違いして「切ってはいけない」と指導する薬局の薬剤師がいますが，問題はありません．もし半分でも足が出にくくなったら，さらに半分にして下さいね．
患者	薬剤過敏性がなくてもそんなに少しにするのですか？
医師	「レビー小体型認知症」ではなく「認知症を伴うパーキンソン病」ですからね．**ドパミン欠乏主体の大脳**なので，**アセチルコリンの補充は必要最低限**を狙っていきます．基本的にはパーキンソン病の方にアセチルコリンを増やす薬は使わないのですよ．それでも記憶を治す方法はこれしかないので．
妻	ご近所の方が，先生から米ぬかの何かを推薦されてとても元気になったのですが，それって主人には関係ないですか？
医師	ご主人は怒りっぽいことはないですか？
妻	まったくそういうことはないです．
医師	それならフェルラ酸含有食品(強)粒タイプがよいですね．朝2粒，夕1粒併用すれば，少しの抗認知症薬で効くだろうし，パーキンソン病治療薬も減らせるかもしれません．
患者	じゃあぜひ試してみます．
医師	将来，歩きにくくなったり，神経内科さんの薬で副作用(食欲低下，妄想)が出たりしてきたら，自由診療日に**グルタチオン点滴**を受けに来るか，N-アセチルシステインという米国のサプリメント(600mg)をインターネットなどで購入して，1日2～3回摂取してみて下さい．人生長いのだから，なるべく少ない薬で歩行と認知機能を保ちましょうね．
妻	私は薬剤師なのですが，グルタチオンって慢性蕁麻疹や中毒，肝障害に使うあれですよね？
医師	そうです．もともと脳内にもあるもので，20年ほど前にパーキンソン病患者の脳内での不足が発見されて，南フロリダとか日本で自費点滴が行われています．保険適用の範囲の10倍以上を使いますから，自費なのです．
妻	記憶にも効くのですか？

医師　当院では，シチコリンや幼牛血液抽出物（ソルコセリル®）も併用したカクテル点滴をやっているので，**歩行だけでなく覚醒や記憶にもある程度効きます**よ。

妻　それなら，ずっと先生に診てほしいです。高速道路を私が運転してきますから，よろしくお願い申し上げます。

〈処方〉
①リバスタッチ®パッチ 2.25mg（4.5mgの半分）… 28日
②アロチノロール（5mg）半錠×2 … 28日（振戦を減らすため）

8 レビー小体型認知症イメージトレーニング

もともと生まじめで猜疑心が強い高齢者に幻視やパーキンソニズムが現れてきたら，DLBを考えましょう。DLBには薬剤過敏性という特徴があるので，処方は自己流ではなく，コウノメソッドで提唱している低用量処方を守ることを勧めます。

1）初診時の対応

〈患者：81歳男性，HDS-R 21点，動作緩慢，CT画像で前頭葉萎縮あり，歯車現象あり〉

［神経内科からレボドパ・ベンセラジド（マドパー®）3錠，レボドパ・カルビドパ（メネシット®）100mg錠×6錠，ドネペジル5mgが処方されている］

医師　ずいぶんたくさん処方されていますね。

妻　ええ，それで心配になってこちらへ来たのです。娘がグループホームの職員で，コウノメソッドでよくなった利用者がいるというので，「一度診てもらったら」と言われて来ました。

医師　診断や処方の経緯を教えて下さい。

妻　**診断はパーキンソン病**と言われています。最初の症状は猫背で，歩行が小刻みになってきたことでした。マドパー®が始まって，本人がしつこく「歩けない，歩けない」と言うものですから，先生もパーキンソン病の薬を増やすようになって…。

医師　**幻覚**は出たことはないですか？

妻　初診から1年半で出始めて，先生に治してほしいと言うと，「そういうものです」と言って取り合ってくれなくて。

医師　いつから認知症なのですか？

| 妻 | 動作が遅くなった頃から記憶も不確かで，暗い部屋では私のことを「お姉さん」なんて言ってね。

| 医師 | 神経内科の先生は，知能検査をいつやったのですか？

| 妻 | 3カ月前ですよ。そのとき，さっき河野先生がやってくれた「100−7」なんて言っているのを聞いていました。それで認知症とわかり，娘も「記憶をよくしてほしい」と言ったら，ドネペジルが出ました。娘は，「これってレビーですよね」と聞いたら，先生は不機嫌そうな顔をして，「最初に申し上げたようにパーキンソン病です」と説明されました。

| 医師 | これだけ肘に歯車現象が強かったらドネペジルは飲めないはずですが。
（ドネペジルは薬剤性パーキンソニズムをまねく恐れがある）

| 妻 | ええ，3mgから5mgに増えた途端，足が一歩も出なくなって転びました。先生に「減らして下さい」と頼んだら，**「減らしたらもっとボケますよ」**と脅されたような気分で，私も気が滅入りました。それで，勝手に2日に1度にしてみたのです。そうしたら，いくらか歩きやすくなったみたいで。でも1カ月前からは，むせるようになって。

| 医師 | CTでは，パーキンソン病よりは強く**前頭葉が萎縮**していますし，知能検査を初診時にやっていれば最初から認知症だったと思うので，**「レビー小体型認知症」**でしょうね。パーキンソン病の薬が多すぎるし，ドネペジルの量も多すぎます。こういった過剰な薬を体から追い出して，覚醒させるためにも点滴治療をしたほうがよいので，自費になりますが，今週中にもう一度出直して来てくれませんか？ 今日は保険診療になるので，自費の点滴を打てないのです。

| 妻 | はい，お願いします。

| 医師 | ご主人，怒りっぽいということはないですね？ 寝言はどうですか？
（前頭葉の萎縮が強いDLBは陽性症状も強く，介護者を困らせている場合がある）

| 妻 | 寝言は少し大きめですが，凶暴なことはないです。

| 医師 | 幻覚，妄想は消してほしいですか？
（できるだけ抑制系薬剤を処方したくないので，介護者の苦しみの程度を聞いておく）

| 妻 | 夜だけなので我慢できます。

| 医師 | パーキンソン病の薬を少しずつ減らしてみますが，体がガチガチになってしまったら，再度増やしてもいいですからね。
（副作用対策を伝えておく）

〈診断〉
　レビー小体型認知症＋薬剤性パーキンソニズム
〈処方変更〉
　①マドパー®3錠→1.5錠
　②メネシット®100mg錠×6錠（分3）→5錠（分5：毎食後と10時，15時）
　③ドネペジル→いったん中止
　④抑肝散 1包（夕）
　⑤半夏厚朴湯エキス錠 4錠×2（朝・夕）
〈推奨〉
　①CDPコリン（250mg）×2（朝・昼）
　②N-アセチルシステイン（600mg）×1（夕）
〈生活指導〉
　・明るい部屋で過ごす
　・とろみ食にする

(1) 処方変更について

　レボドパの使用量を減らしていきたいときには，急に減量すると**悪性症候群**を誘発する恐れがあるので，**1回投与量を減らして，投与回数を増やす**ようにします。

　ドネペジルは薬剤性パーキンソニズムを引き起こす薬剤であり，PD治療薬の必要量を増やす原因になるので一気に中止します。

(2) 幻視・嚥下対策

　幻視対策は必要なときだけ，つまり本例の場合であれば，夕方だけでよいです。抑肝散は高齢者に3包は禁止です（低カリウム血症を起こす恐れがあります）。

　嚥下対策には，収縮期血圧が110mmHg以上あるなら**イミダプリル（タナトリル®）1.25mg（2.5mg錠の半錠）×2が第一選択**です。本例には半夏厚朴湯を用いています。

(3) コウノカクテル（点滴）

　ドネペジルを体内から排出させるために，翌日以降に点滴（自費）を行います。ドネペジルの除去はグルタチオンのキレート作用によるもので，歩行改善作用にも期待します。

　シチコリンは，覚醒させることで幻視を消失させる目的で使用します。本例には易怒がないのでシチコリンを250mg以上使用しています（グルタチオンとシチコリンを合わせると，シチコリンに易怒性が生じる）。

(4) 前頭葉萎縮について

DLBでは，後頭葉の脳血流が減少するために幻視が現れますが，**萎縮しやすい部位は前頭葉**です。海馬も前頭葉もPDや健常高齢者よりは萎縮が強く，ATDほどは萎縮しません。MRIは皮質萎縮が評価しにくいため，マルチスライスCTのほうがわかりやすいでしょう。

2) 再診時の対応（2週間後）

医師 どうですか，処方変更で都合は悪くなかったですか？

妻 ええ，目つきもしっかりして，転ばなくなりました。飲み込み（嚥下）もいいです。

医師 それでは，嚥下の薬はやめて，認知症の薬を別のもので再開します。皮膚がかぶれやすいなどないですね？

妻 はい，大丈夫です。

〈処方〉
①マドパー®1.5錠→1錠（半錠×2）
②レボドパ・カルビドパ（ドパコール®）50mg錠×8錠（分5：毎食後2錠，10時と15時は1錠）
③アマンタジン50mg錠×3錠［1.5錠×2（10時，15時）］
④リバスタッチ®パッチ 4.5mg
⑤抑肝散 1包（夕）

---

(1) 処方内容について

PD治療薬をコウノメソッド推奨薬に順次置き換えていきます。マドパー®は推奨薬ではありますが，第三選択なので減量します。メネシット®も，用量を調整しやすい後発品（ドパコール®）50mg錠に変更して，1日500mgを400mgに落とします。不足分はアマンタジン（シンメトレル®サブロケット）で補います。10時と15時がレボドパの投与が少ないので，このタイミングで服用するようにします。

また，DLBの認知機能に対しては，パーキンソニズムを起こしにくいリバスタッチ®パッチを採用します。

本例に行われていた処方は，比較的パーキンソニズムが強いDLBに神経内科専門医がしがちな処方の典型です。プライマリケア医は，このような患者の処方を補正しなければなりません。**患者を歩かせるためには，ドネペジルをゼロにすることからすべてが始まる**という鉄則を忘れないで下さい。これを守るだけで，改善率は飛躍的に伸びます。

9 脳血管性認知症イメージトレーニング

　　VDは，治療が非常に困難な認知症です。長年の高血圧，脂質異常症，糖尿病によって全身の動脈硬化が進んでおり，脳内の神経連絡がずたずたに切られた状態です。特に感情失禁，ちょっとしたことで泣いてしまう，笑ってしまうケースは前頭葉の機能不全が進んでおり，厳しい段階にあるといえるでしょう。

1) 初診時の対応

〈患者：79歳男性，HDS-R 18点，構音障害あり，妄想あり，心拍数66回／分,〉

医師　歩きが遅いようですが，膝や股関節，脊髄が悪いということはないですか？
嫁　　ないです。整形外科には特別通ったことはありません。
医師　今日の血圧が166mmHgですが，降圧薬は飲んで来ましたか？
嫁　　飲んでいるのですが，歩くとすぐ上がってしまって。若い頃からそうらしいです。
医師　心筋梗塞，脳梗塞の既往はありますか？
嫁　　69歳のときにバイパス手術を受けています。それから入浴中に意識がなくなったことがありました。
　　（検査：HDS-Rを施行）
医師　今検査をしてみて，「桜，ネコ，電車」はちゃんと思い出せるし，**できない場所がまだらに分布**していますので，「脳血管性認知症」のパターンですね。迷子にはならないですか？
嫁　　方向感覚はよいです。私よりよいくらい。
　　（検査：CT撮影）
医師　多発梗塞ですね。海馬萎縮はないし，脳の表面は沈み込んでいるので，これは**虚血性萎縮**といって，アルツハイマー型認知症は存在せず，純粋な脳血管性認知症だと思います。アルツハイマーの薬はなかなか効かないのですが…。
嫁　　どんどん歩けなくなってますし，ボーッとしていて何もしないのです。何とかなりませんか？
医師　いわゆる**脳血管性アパシー**ですね。自費点滴とか通院はできますか？
嫁　　月3回くらいなら連れて来ます。
医師　それから**夜間せん妄**といって，夕方から夢遊病者のようにふるまう様子はないですか？
嫁　　あります。昼夜逆転というものでしょうか。睡眠薬ももらえませんか？　お義母さんが夜寝させてもらえないのです。

医師　わかりました．アマンタジンという興奮剤を朝・昼1.5錠ずつ処方するので，ハイテンションになりすぎたら1錠ずつに減らして下さい．

嫁　私がやってよいのですか？

医師　そうです．自宅ではあなたが医者ですよ．ところで，怒りっぽいということはないですか？

嫁　大丈夫です．

（診察：鉛管様筋固縮あり）

医師　今のところパーキンソニズムは出ていないので，早く歩かせるためには覚醒させ（アマンタジン，シチコリン点滴），脳血流を増やすこと（ニセルゴリン）です．パーキンソン病治療薬は出しません．

〈診断〉

　　脳血管性認知症　中等度

〈処方〉

　①アマンタジン50mg錠 1.5錠×2（朝・昼）

　②ニセルゴリン5mg錠 1錠×2（朝・昼）

　③チアプリド25mg錠 1錠×2（夕・就寝前）

　④シロスタゾール（プレタール®）50mg錠 1錠×3

　⑤ニトラゼパム5mg錠 1錠（就寝前）

〈点滴（自費）〉

　グルタチオン 1,000mg

　シチコリン 500mg

　→15分かけて点滴（月に3回程度施行）

2）再診時の対応

医師　どうですか，前回の処方で問題はなかったですか？

嫁　**目つきがしっかりして動きが早くなり**，**夜起きる回数が減りました．**

医師　点滴を打つとよくなりますか？

嫁　ええ，3日くらいは動きがシャープですね．質問なのですが，お義母さんも脳梗塞があって，「手がしびれる」と言っているのですが，良いサプリメントはありませんか？

医師　それはミミズですね．ルンブルクスルベルス含有食品ですが，血行の改善に大変役立ちます．ところで，患者さんのほうは，頸動脈の中身をエコーで調べたことはありますか？

|嫁| はい，何かヘドロがあるって先生は言っていました。

|医師| それはプラークといって動脈硬化巣のことですよ。ここで血液の乱流が起こって脳にも悪影響が出ます。今，血液サラサラの薬（プレタール®）は処方していますが，これだけでは動脈硬化は治らないので，患者さんもこのサプリメントを摂ったほうが本当はよいですよ。

|嫁| 動脈硬化が治るなんてことがあるのですか？

|医師| 治ります。西洋医薬にはできない芸当ですが。20年ほど前に宮崎医大（当時）の教授が発見した成分で，血圧も10mmHgくらいは下がりますし，全身の血行がよくなります。高血圧や糖尿病が長いと5歳くらい余計にふけるのですが，ルンブルクスルベルス含有食品で，その5年は取り返してしまいますね。うつ状態も改善するという報告があるので，お義母さんの介護うつにもよいでしょう。私も5年以上飲んでいますよ。

|嫁| そんなよいもの，普通の先生は教えてくれないですよ。

|医師| 今まで脳血管性認知症は本当によくならなかったのですが，このサプリメントとアマンタジン，それから点滴で，私も結構自信が出てきたのですよ。

〈推奨〉

①ルンブルクスルベルス含有食品 2カプセル×2（朝・夕）

※サプリメントとはいえ，ワルファリン服用者などは易出血性を強める可能性はあり，通常は朝3・夕3のところ，朝2・夕2くらいで様子をみる。

---

10 進行性核上性麻痺イメージトレーニング

　進行性核上性麻痺（PSP）患者の受診は次のようなパターンが多いです。すなわち，従来，歩行を治す手段はPD治療薬しかないと思われていて，それを前医が無理に増量し，副作用が起きている状態でコウノメソッド実践医を受診，というパターンです。

　多くの医学書には，**PSPにはPD治療薬が効きにくい**と書かれてあり，逆に効きにくい患者はPSPかもしれないと診断のヒントにされているほどです。たとえば筆者の手元にある神経内科学書では，PSPの項は8ページほどありますが，**薬物療法については4行しか書かれていない**という現実があります。

　PSPに適応が認められた薬剤がないことで，学会でもあまり取り上げられないのが現状のようです。

　PSPにもいろいろなタイプがあり，PD治療薬が効きやすい患者もおり，**PD治療薬の使用をあきらめる必要はありません**。最初は投与が原則です〔多系統萎縮症（MSA）にもPD治療薬に反応する症例があります〕。また，幸いにも**グルタチオン点**

滴は総じてPSPに効きやすいです。

　PSPの進行は非常に速いため，家族の悲しみは深く，また激しく転んで傷も絶えない疾患であり，そうした中で，一時的にしろ著明に歩行を改善させることで，家族にも介護の希望や勇気を与えることが医師に期待されます。

　いずれにしても，目の前にいる患者は世界でただ一人であり，医学書に書かれてある総説を押しつけず，あきらめずに何でも試すのが基本です。コウノメソッドではPSP治療への積極的な参加を，特に**プライマリケア医**に呼びかけています。

1) 初診時の対応

〈患者：69歳男性，HDS-R 18点，妻に介助されてゆっくり入室，問診票の「怒りっぽい」「幻視・幻聴」に○（マル）がついている〉

（観察：にこにこしていて額に傷がある。前医の処方：メネシット®100mg錠×6錠，マドパー®3錠，ドネペジル5mg）

医師　ずいぶん薬が多く出されているようですが，神経内科の先生からはどう診断されていますか？

妻　最初は「パーキンソン病」と言われていて，最近「レビー小体型認知症」ということになりドネペジルが追加されました。

（診察：歯車現象はほとんどなく，大きな声でゆっくりしゃべる）

医師　体が結構柔らかいので，パーキンソン病の薬はそんなにいらないと思うのですがね。それにドネペジルを5mgも飲んだら余計に歩けなくなる。

妻　**ドネペジルが出てから食べられなくなり，余計歩けなくなりました**。最近は横になりたがって，急にだめになってしまって。先生の講演で患者さんが歩き出すビデオを観たケアマネジャーさんが，「一度診てもらったら」って教えて下さって。

医師　何がきっかけでドネペジルが出たのかなあ。

妻　**幻覚がひどくなったから**です。

医師　これだけパーキンソン病治療薬を飲ませたら出ますよ。なぜドネペジルなのかなあ。

妻　「ほかの薬にして下さい」と頼んだら，「レビー小体型認知症にはドネペジル（アリセプト®）が認可されたからちょうどいいよ」って。けれどもうちは家計が厳しいので「後発品にしてほしい」と頼み込んだのです。そうしたら先生は，「先発品しか出せない規則なんだけどなあ」としぶしぶ言われました。後発品が出ているのに先発品しか認められないって，私には訳がわからないです。しかもそれで元気もなくなってしまって。

| 医師 | いろいろご不満はあるでしょうね。レビーは，こんなに子どものようににこにこしませんね。

（診察：眼球の動きが悪い）

| 医師 | PSPかもしれませんよ。パーキンソン病の薬で歩かせようとしても限界があるし，とりあえず**ドネペジルは全部やめましょう。**

| 妻 | PSPって何ですか？

| 医師 | 「進行性核上性麻痺」といって，パーキンソン病の兄弟なのですが，パーキンソン病治療薬が効きにくくて急に倒れるので，ほら，**顔に傷**がありますよね。

| 妻 | 注意せずにどんどん歩こうとするので，いきなり後ろに倒れたり，階段から落ちたりします。目が離せなくて，私もノイローゼです。

| 医師 | それって，PSPの特徴なのです。ずりずりと転ぶのではなくて，**突然倒れる。**ものすごく激しい転び方ですよね。ぜひ介護用品店で保護帽を買って下さい。10,000円くらいです。**眼球が上下しないから，階段を降りるときに下が見えていない**のです。

| 妻 | そういえば，下を見るときに首を大きく曲げて見ようとします。

| 医師 | 神経内科の先生は，眼球の動きを診ないのですか？

| 妻 | 1年前に診ましたが，そのときは動いていたので，レビー小体型認知症ということに。

| 医師 | PSPでも眼球が動く患者はいるし，急激に動かなくなっていくので，何度も調べたほうがいいよね。それに診断も最初からボタンの掛け違いで，絶えずPSPかもしれないって思っていないとレビー路線にいってしまうよね。最近は，幻視が出たら絶対レビーだと思う医者が専門医でもいますよ。

（診察：見学のA医師にピックスコアをつけてもらう）

| 医師 | A先生，ピックスコアは何点でした？

| 見学医 | 7点です。**LPC症候群**ということになります。

| 医師 | そうでしょうね。レビーの暗さがないから，見た目PSPですよ。

| 妻 | ここ1年にこにこしていて，違和感があるんです。怒りっぽいし，甘いものをほしがるようになって。**子どもみたいです。**

| 医師 | それは**Pick complex**といって，前頭葉機能が低下するグループの中にPSPが入ってくる。レビーは入らないのです。キャラクター的にレビーとPSPは感じが違います。しかも，**大きく腕を振って歩く**でしょう。パーキンソン病系じゃないのです。

| 見学医 | 神経内科学でパーキンソン病類縁疾患に分類してしまったことが間違いのもとだったのでしょうね。

|医師| まあしかたがないけどね。神経内科医ならパーキンソン病系，認知症専門家ならピック系だと感じる病気です。コウノメソッドでピックスコア，レビースコアをつけておいて，どちらも高い患者をLPC症候群とし，その患者がレビー小体型認知症でよいのかそうでないのかを考えていくという道筋が間違いないですね。

|見学医| はい。

|医師| **「レビースコアが高いけれど明るいキャラクター」** はPSPですよ。CTで確認すれば前頭葉萎縮は強く，第三脳室は大きく広がっている。ハミングバードサインが陰性でもPSPと自信をもって言えるでしょう。じゃあ，A先生，PSPは側頭葉と頭頂葉は萎縮していますか？

|見学医| いいえ，PSPは前頭葉だけ萎縮しています。ピック病とSDのように前頭側頭型認知症とは言えないです。

|医師| じゃあ，治療はどうしますか？

|見学医| 進行が早いので，今日**コウノカクテル**を実施したいですね。

|医師| 今日はCTも撮影したから保険診療日ですね。自費診療をしてもよいのですか？

|見学医| 混合診療になるのでできません。するなら無料です。

|医師| 何をどれくらい入れたいですか？

|見学医| この患者さんの重症度だと，グルタチオン2,200mgくらいで確実に効くと思います。

|医師| ほかは必要ですか？

|見学医| PSPですから単独でよいと思います。無料なので，このタイミングでほかを使う必要はないと思います。ほかの成分が必要そうであれば，また明日以降に来て頂ければ。

|医師| 処方はどうしますか？

|見学医| 歩行障害系ですから，ドネペジル中止，リバスチグミンです。レミニール®を推す先生もおられます。歯車現象は軽いので，メネシット®1回100mgは多いですね。妄想もあることだし，ドパコール®50mgを6回投与にしたほうがよいと思います。

|医師| 幻視・妄想対策は？

|見学医| とりあえず，転びやすいので，ハロペリドール（セレネース®）を考える前に抑肝散にしておきたいです。たまにシチコリン1,000mg単独静注もよいと思います。

|医師| スイッチ易怒はどうするの？

見学医　肝臓は悪くないので，ウインタミン®4mgを頓用でお渡ししておいて，ショートステイ先で問題化したら服用してもらうようにしましょう．この量なら歩行に影響はないと思います．

医師　ドネペジルからリバスチグミンにスイッチして記憶低下が起きたらどうするの？

見学医　早めに2段階目の9mgに引き上げます．

医師　そうですね，ドネペジル5mgと等価のリバスチグミンは9mgだよね．だけど，LPC症候群は，リバスチグミンで余計に足が重くなることがあるけれど，大丈夫ですか？

見学医　ドネペジル5mgがそもそも多すぎるので，2.5mg換算でリバスチグミンは4.5mg以下でよいと思います．転ばないようにすることが最優先だと思います．ご家族にその副作用を説明しておいて，そうなったら9mgパッチをハサミで半分以下にするように伝えておきます．

医師　リバスタッチ®パッチが合わなかったらレミニール®を予定しましょう．

妻　点滴はどれくらいの頻度で来たらよいですか？

医師　患者さんによるのですが，効果が薄れると皆さん来院されます．月3回は必要ですね．

妻　うちは，息子が休みの日にしか来られないのです．

医師　N-アセチルシステインという米国のサプリメントがあって，1日3カプセル摂取すると，結構点滴の代わりになります．インターネットで買うか，当院でも扱っています．83日分で3,000円以下です．

〈処方〉
①リバスタッチ®パッチ 4.5mg
②ドパコール®50mg錠×6錠（分6）
③抑肝散 2包（朝1包・夕1包）
④ウインタミン® 4mg（頓用）

2）進行性核上性麻痺の診断と治療

　本例は，DLBと誤診されていた比較的若い患者です．ピックキャラクターがあること，歩容（**アームスイングがある**），CT所見からPSPと診断変更しました．MIBG心筋シンチグラフィで**H／M比が1.6を大きく上まわる（大方2.0以上）**ことを証明すれば，PDD，DLBでないことは確実にできます（確診度80％）．その他の検査（ダットスキャン®，MRI，SPECT）はほとんど意味はありません．ただし多発梗塞によ

るパーキンソニズムが疑われればMRIは行うべきです。

　対策として，歩行を阻害していたドネペジルを中止し，無料点滴で最も歩行を改善させるグルタチオンが効くかどうかを確認しました。また，幻視・妄想対策には，レボドパを少量頻回投与に変更しました。Pick complexに含まれる疾患なので，易怒にはピックセットを適用します。家族にゆとりがあれば，フェルラ酸含有食品も推奨します。

11 皮質性小脳萎縮症イメージトレーニング

1) 脊髄小脳変性症との出会い

　筆者が初めて出会った脊髄小脳変性症（SCD）の患者は，認知症外来に2年通っていた男性でした。いつも1人で通院していたのですが，ある日診察室の入口で**よろけた**ため，小脳検査を行い，すぐに国立病院に紹介し，その結果，男性はSCDと診断されました（その後は国立病院に通院することになったため，筆者が診察することはありませんでした）。認知症との因果関係はわかりません。MSA-D（認知症先行型の多系統萎縮症）だったのかもしれません。

　次に出会った患者は，いつも認知症の夫を外来に連れて来ていた78歳女性です。やはりよろけたので，**タンデムゲイト（継ぎ足歩行）**をしてもらうと，小脳失調とわかりました。コウノカクテルですぐに歩行は改善しましたが，本例は純粋小脳失調で，**皮質性小脳萎縮症（CCA）**でした。

　神経内科以外を受診するはずがないと思っていた小脳失調の患者が目の前に現れ，筆者が2人の最初の診断を行ったのです。このことから，**プライマリケア医でもSCDを知っている必要がある**のだと感じました。

　その後筆者は，コウノカクテルの著効例をブログで報告するようになったために，自分でSCDを発見するというより，最初からMSAと診断されている50歳代前半の患者が毎週のように当院を初診するようになりました。もちろん，治療が目的です。

2) 初診時の対応

　　　　　（認知症の夫の付き添いで来院した女性。診察のときに一瞬よろけた）
- 医師　あれ，奥さん，今よろけましたね。
- 妻　　実は，**最近よく転ぶようになった**のです。
- 医師　その赤い線の上を継ぎ足で歩いてみて下さい。
　　　　（タンデムゲイト：1歩だけで横に大きくふらついてしまう）
- 医師　眼球を左右に素早く動かしてみてもらえますか？

妻	気持ちが悪いです。
医師	**眼振も出る**から，小脳失調ですね。今日はご主人の外来日ですが，奥さんが自分の保険証をお持ちなら，頭部CT検査をやりませんか？

（CT検査：小脳萎縮を確認）

医師	やはり小脳萎縮があります。**おしっこが出ない**とか，**汗が多い**とか，**立ちくらみ**はありませんか？
妻	それはないです。
医師	それなら，「多系統萎縮症」ではなく「皮質性小脳萎縮症」という病気だと思います。すぐに命に関わるのではなく，長く生きていける病気です。無料でかまいませんから，アンチエイジングの点滴をしましょう。15分で歩きやすくなります。
妻	そんなによい薬があるのですか？
医師	あなたは旦那さんの介護者だから，治ってくれないと困るのです。

（点滴後：タンデムゲイトができるようになった）

妻	ありがたいです。今後，地元で打ってもらえるよう，取り計らって頂けますか？
医師	コウノメソッド実践医が近くにいるので紹介しますね。

〈処方〉
　①アマンタジン50mg錠 1.5錠×2（朝・昼）
　②ドパコール®25mg（50mg錠の半錠）×3

〈推奨〉
　①N-アセチルシステイン（600mg）×2（朝1・夕1）
　②CDPコリン（250mg）×2（朝1・昼1）

---

3) 皮質性小脳萎縮症の治療

　本例に対する点滴は，グルタチオン2,600mg＋シチコリン250mg（5%ブドウ糖液50mLボトルに入れ，15分で点滴）とし，保険診療日であるため無料としました。
　また，追加検査としては，**HDS-R**を行うべきでしょう。SCDと認知症は関係がないように思われますが，HDS-Rを実施してみると25点くらいのMSAは多く，2割くらいのMSAは認知症と言ってよいレベルです。また，遺伝性SCDの一部は最初から大脳萎縮も強く，認知症です。したがって，歩行障害を主訴に来院した患者に対してもHDS-Rは行い，スコアが低いなら，認知症対策をどうするかを考える必要があります。

アセチルコリン賦活薬は歩行を阻害しうるので推奨できず，使ってもリバスタッチ®パッチ2.25mg程度でしょう。フェルラ酸含有食品は歩行にも貢献するので，無難な選択です。

● 文 献

1) 上村直人, 他：ADHD in Old Age. 老年精神医学雑誌. 2017；28（増刊号Ⅱ）：176.

COLUMN

通院を継続してもらうためのテクニック

医師不信で，いわゆる"ドクターショッピング"を重ねている患者を，どうにかして自分のクリニックにとどめて，次回も来てもらうにはどうすればよいでしょうか。

何度も来院してもらうことは，患者さんのためになるだけでなく，**医師自身が勉強させてもらうため**でもあります。よほどのことがない限り，一度の処方で満足に改善させることはできないはずなので，何度も薬の種類や飲み方の変更をしていくうちに，個々の患者の"鍵穴"を見つけるわけです。

(1) ある患者とのやりとり

ある年の冬，精神科の主治医から「発達障害」と診断されている男性が，当院を1人で初診しました。母親がピック病で筆者が診ている関係で，「あなたも行ったら」と言われたようです。処方されていたのは，パロキセチン（パキシル®CR錠25mg）を就寝前に2錠とジアゼパム（セルシン®）5mg錠×3でした。コウノメソッドでいう興奮系薬剤と抑制系薬剤の混在処方で，どうしてだろうと思いました。

若いので，きっと双極性障害の系統だからなのだろうと考え，ハイテンションになる時期と落ち込む時期の比率はどれくらいかと尋ねると，1：9くらいだと言います。とにかく背が高く，体も大きくて威圧感のある患者です。

「元気そうだけれど，うつの薬が必要なの？ 結構太ってしまうことがあるよ」と言うと男性は，「そうなんだよ，昔は痩せていて投手をやっていた」と言い出したので，これは大事な情報だと思い，野球の話に切り替えていきました。

「そうすると，ドラゴンズファンなのかな？」と話題を振ると，「まあ，そこそこだけど，個人的にホークスの松田が大好きなんだ」と男性。「ああ，ガッツマンが好きなんだ。三振すると片足でけんけんする選手だよね」筆者がそう返すと，男性は一気にフレンドリーな雰囲気になりました。

「君ってデーブ大久保に似てるねえ」一歩間違うと怒らせてしまいそうな一言ですが，綱渡りでジョークをぶつけてみました。男性は「ガハハ」と笑いました。

男性は，自分の自動車を後ろから追ってきた車をとめさせて，その運転手を殴ってしまったことがあるそうです．筆者は選択的セロトニン再取り込み阻害薬（SSRI）による副作用を想起し，「人を殺したくなることはないか？」と少々危険な質問をしてみました．男性は「そこまではいかないなあ」と答えました．

　結局，パロキセチンはパキシル®10mg錠×2錠に用量を下げ，セルシン®を中止．クロルプロマジン（ウインタミン®）6mg×3に加え，フェルラ酸含有食品（弱）を推奨して，ピックセットへ移行させていくことにしました．

　帰り際，男性はこう言いました．

　「もう，先生を大好きになった．来てよかった」

(2) 信頼関係を導く"雑談"

　ほとんどの患者はこの男性のような言い方をしてくれます．病状をつきつめるために，根掘り葉掘り聞き出すことは大事かもしれませんが，患者も人間です．圧倒的な雑学と多趣味によって，筆者は**だれとでも世間話ができる**ようになっています．こんな調子で，認知症の高齢者とも戦争の話や故郷の話をします．

　こうした**一見他愛のない世間話が，患者を信頼させ，また来ようと思ってくれるかを決める鍵になる**ことは間違いありません．特に精神科領域は，患者の感情を抜きに治療戦略など立てられるはずはないのです．こうしてみると，開業医というのは，本当に文系の仕事だなあと思うのです．

XII章 改善症例集

　著効例を1例経験するだけで，医師は考え方が変わります。「この患者もきっと治せるはずだ」という強い思いをもち続ける診療と，「どうせ治らない」と思って薬を処方する診療では，おのずと結果が変わると思います。たとえ1勝49敗だとしても0勝とはまったく違います。
　勝つことをイメージして投げる投手になるために，改善例をここに紹介します。

1 アルツハイマー型認知症

1）アルツハイマー型認知症の基本的な改善コースをたどった例

　図1は84歳男性，もともと怒りっぽい性格のアルツハイマー型認知症（ATD）患者です。初めて中核薬を服用するということで，ドネペジルによる易怒の惹起に注意を払わなければなりません。
　ドネペジルによる易怒を引き起こさない方法として，5mg×1の投与のところを，2.5mg×2という危険分散をしました。また，念のためチアプリド25mg×2を併用しました。興奮系薬剤には抑制系薬剤を同時投与。バスケットボールのマンツーマンディフェンスのようなものです。このように本例には，2種類の易怒惹起予防策を講じました。
　また，穏やかになってきたときに，フェルラ酸含有食品をやや強めのタイプに変更しました。強めというのは，含有成分のガーデンアンゼリカ（興奮性を秘める成分）の割合が多いものという意味です。こうして本例はみるみる改善しました。

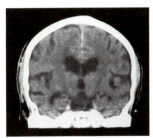

海馬萎縮1+

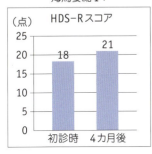

HDS-Rスコア

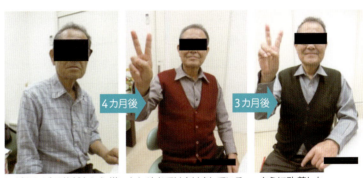

いぶかしげで茫然とした様子。落ち着きのなさ，買い物ミス，病識欠如，易怒，妄想がある。

さわやかではきはきしている。

さらに改善した。

ドネペジル 2.5mg×2
チアプリド 25mg×2
フェルラ酸含有食品（弱）×2本
→（強・粒タイプ）2粒

84歳男性，アルツハイマー型認知症，HDS-R 18点→21点

図1 基本的な改善コースをたどったアルツハイマー型認知症

2　レビー小体型認知症

1）シチコリン静注をきっかけに著明に改善した例

図2は現在80歳女性，レビー小体型認知症（DLB）が意識障害系認知症であること

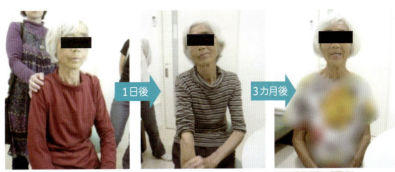

2週間であっという間に何もできなくなった。こちらを見ない，話さない。

シチコリン1,000mg静注により，翌日から豊かな会話ができるようになった。

3カ月後には標高2,700mの山に登山できた。体力は抜群についた。

リバスタッチ®パッチ4.5mg
抑肝散 2包
フェルラ酸含有食品（弱）
〈点滴〉
シチコリン 1,000mg

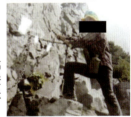

73歳（現在80歳）女性，レビー小体型認知症，HDS-R 0点→22点

図2 シチコリン静注をきっかけに著明に改善したレビー小体型認知症

をまざまざと教えてくれる例です。

　2週間くらいであっという間に廃人のようになり何もしなくなってしまったとのことで，初診時には筆者のほうをまったく見ませんでした。

　初めて中核薬を服用するということでしたが，当然初日にシチコリン1,000mgを躊躇なく静注しました。すると，翌日当院へ向かう途中の車内で「景色がきれいだ」と言うようになったそうです。もともと野山の散策が好きな方だそうです。

　その後，リバスチグミン（リバスタッチ®パッチ），抑肝散の服用とフェルラ酸含有食品の摂取を続け，3カ月後には標高2,700mの山に登ったと写真を見せてくれました。本例は今でも料理はつくれませんし，認知症には違いないのですが，毎回診察のたびに筆者に「本当によくしてくれました」と握手を求めてくれます。家族も大満足とのことです。

　初診から6年経過した現在も，本例は元気に通院しています。最初のシチコリンの一手がその後を決めたのだと思います。ですからやはりシチコリンの常備は，コウノメソッド実践医の加入条件として外せないのです。

2）誤処方により副作用が多発していた患者の治療例

　図3は70歳女性，前医の処方により強い副作用を生じていたDLBです。詳細は割愛しますが，ドネペジルと複数のパーキンソン病（PD）治療薬が処方されており，一方で妄想対策，不眠対策はされていませんでした。

　ドネペジルはすぐに中止とし，リバスタッチ®パッチにスイッチ。PD治療薬はコウノメソッドの推奨する2剤［レボドパ・カルビドパ（メネシット®），ペルゴリド（ペ

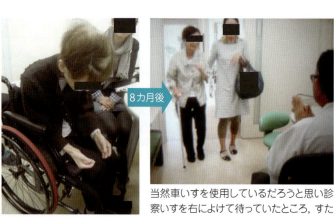

8カ月後

リバスタッチ®パッチ 9mg
ジェイゾロフト® 12.5mg（夕）
メネシット® 100mg×3
ウインタミン® 4mg（夕）
シンメトレル® 50mg（昼）
サアミオン® 1錠（朝）
ペルマックス® 50μg（朝）
プロマック®D 75mg（朝）
ロゼレム® 8mg（就寝前）
フェルラ酸含有食品（弱）×2本

典型的なパーキンソン姿位。小声でHDS-R実施も不可能。ひどい幻覚がある。

当然車いすを使用しているだろうと思い診察いすを右によけて待っていたところ，すたすたと歩いて入室して来た。拍手をする筆者。その場にいた全員が笑顔になった。

70歳女性，レビー小体型認知症，強皮症，HDS-R 実施不可

図3　副作用による歩行障害から8カ月かけて回復したレビー小体型認知症

ルマックス®)]に切り替えていきました。

うつ傾向はやはりあるため，セルトラリン（ジェイゾロフト®）を半錠だけ，食欲に対してポラプレジンク（プロマック®D）も処方しています。

筆者がもし保険薬のスイッチに失敗した場合に，そのせいで悪化することのないように，フェルラ酸含有食品による下支えも必要でした。

その結果，8カ月後には完全に歩けるようになりました。やはり，前医が苦労した原因はドネペジルを処方してしまったことに尽きるでしょう。

3 認知症を伴うパーキンソン病

1）副作用による歩行障害の改善に10カ月を要した例

図4は77歳女性，レボドパによる激しいジスキネジアを主訴に来院しました。本例は1日中体をくねらせて，まるで踊っているようでした。筆者はこれほどひどい副作用を見たことがありませんでした。つまり，この副作用の治し方を過去に教わったこともありません。

家族と相談しながらPD治療薬をコウノメソッド推奨薬［メネシット®，ペルマックス®，レボドパ・ベンセラジド（マドパー®）］に変えていきました。その際，医療関係職に就いている本例の家族から，これまで服用してきた中でもエンタカポン（コム

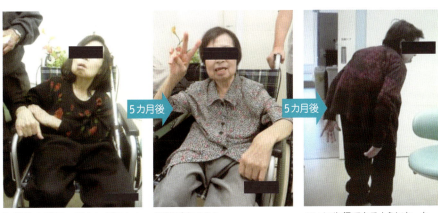

初診時の様子。激しいジスキネジアがみられた。

笑顔が出てきた。

ついに歩行できるようになった。

メネシット® 50mg-100mg-0mg
マドパー® 3錠
リバスタッチ®パッチ 4.5mg
セレネース® 0.3mg（夕，隔日）

ペルマックス® 50μg（朝）
コムタン® 300mg
ウインタミン® 4mg（朝）

77歳女性，認知症を伴うパーキンソン病，HDS-R 27.5点

図4 歩行改善までに10カ月を要した認知症を伴うパーキンソン病

タン®)は必要な薬だという意見が出ました。もちろん，効いているなら継続でよいのです。

リバスタッチ®パッチも最低量は使いました。元気になってきたときに一度改訂長谷川式スケール(HDS-R)を行い，スコアは優秀でしたが，前頭葉の萎縮は強いため，認知症を伴うパーキンソン病(PDD)と考えて使用したのです。

本例には妄想・幻覚もあるため，クロルプロマジン(ウインタミン®)，ハロペリドール(セレネース®)も使用しました。

結局，サプリメントやコウノカクテルなしで10カ月後に歩行が回復しました。

4 ピック病

1) ポイントはウインタミン®の使いこなし

筆者の知る多くの介護職者が「ウインタミン®LOVE」という言葉を使います。ピック病の高齢者が介護施設に入所してきたときに，衝動的に施設を飛び出したり，ほかの利用者を怖がらせたりして，嘱託医がいろいろと抗精神病薬を処方するのですが，よくならず，結果的に筆者がウインタミン®を処方することで解決することが多いことからです。

ウインタミン®を用いることで，少量なのに確実に穏やかになります。特に夜勤者は「すっかりウインタミン®LOVEです」と評価してくれます。

ピック病の陽性症状が制御できないと，ほかの利用者が複数退所するきっかけにもなり，職員が辞めてしまう危機すら生じます。

2) ウインタミン®のみで穏やかになった例

さて，図5は79歳女性，診察室で娘が本例の問題症状を筆者に話したときに，激しく怒って娘に肘鉄をくらわしたときの写真です(左写真)。

まずはウインタミン®のみを処方したところ，3週間後には別人のように穏やかになり，筆者に「ありがとうございます」と挨拶してくれるようになっていました。もちろん筆者にとっては，3週間後にはこうなると予想していた通りです。

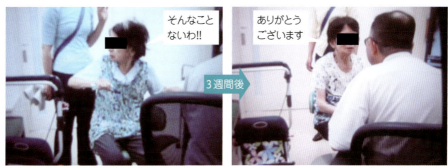

娘を肘で殴る瞬間の様子。

ウインタミン® 6mg×3

79歳女性，ピック病，HDS-R 実施不可

図5 ウインタミン®のみで穏やかになったピック病

5 意味性認知症

1) コウノカクテルが著効した例

　コウノカクテルでは，歩行を改善させるのは比較的容易ですが，認知機能そのものや構音障害を15分で改善させるのはなかなか難しいものです。ところが図6の66歳女性は，スプーンの使い方（意味）すらわからなかったのが，点滴後にわかるようになりました。重度の意味性認知症（SD）の患者です。

　本例のHDS-Rスコアは7点でしたが，この点数がまさにSDのレベルです。筆者がピックスコアの中でSDも拾い上げるために「HDS-R 7点以下」という項目を設け

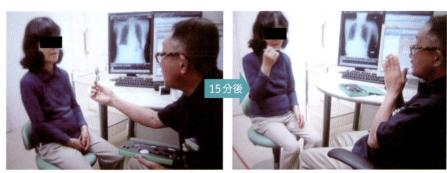

スプーンの意味がわからない。「桜って何?」と言う。

点滴後，スプーンの使い方を思い出した。拍手する筆者。

〈点滴〉
グルタチオン 2,000mg
シチコリン 750mg

66歳女性，意味性認知症，HDS-R 7点

図6 コウノカクテル（点滴療法）が著効した重度意味性認知症

て1点加点とした理由がわかると思います。

　本例には，少し覚醒もさせようと，シチコリン750mgを併用したのも奏効したようです。多系統萎縮症（MSA）にもシチコリン250mgを併用するのがコツですが，あるコウノメソッド実践医は，シチコリンなしでグルタチオンのみを患者に点滴したところ歩行が改善しなかったことから，このシチコリンの"隠し味"の重要性に驚いたと述べています。

6　脳血管性認知症

1）グルタチオンが歩行を改善させた例

　図7は84歳男性，2人の介助者が必要なほど歩行状態の悪かった脳血管性認知症（VD）の患者です。筆者がコウノカクテルを実施し始めたばかりで配合も手探りだった頃，スターターパックに近い配合で著明に歩行が改善しました。

　VDには効かないだろうと思っていたので，筆者にとっても朗報となりました。その後もVDにコウノカクテルを使うようにしました。

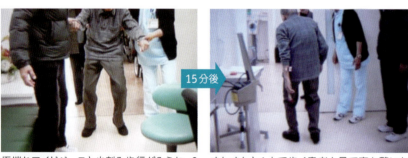

極端なワイドベースと小刻み歩行がみられ，2人の介助が必要だった。

すたすたと1人で歩く患者を見て妻も驚いた様子だった。

〈点滴〉
グルタチオン 1,000mg
シチコリン 500mg
ソルコセリル® 4mL

84歳男性，脳血管性認知症，HDS-R 12.5点

図7　グルタチオン1,000mg点滴で改善した脳血管性認知症の歩行

7　進行性核上性麻痺

1）サプリメントがマッチし歩行能力が保たれている例

　信じがたいことですが，サプリメント（フェルラ酸含有食品）が非常にマッチし，2年が経過しても歩行が悪化しない進行性核上性麻痺（PSP）の患者がいます。図8は

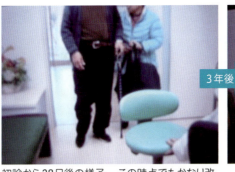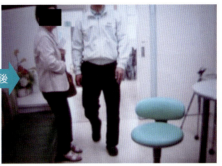

初診から28日後の様子。この時点でもかなり改善していた。語義失語のある易怒,タップテストで改善しない歩行がみられた。ピックスコア5点以上,レビースコア6.5点,進行性核上性麻痺と診断されていた。

リバスタッチ®パッチ 4.5mg
ウインタミン® 4mg＋4mg
フェルラ酸含有食品(弱)×3本

74歳男性,進行性核上性麻痺＋軽度正常圧水頭症,HDS-R 9点

図8　フェルラ酸含有食品＋リバスタッチ®パッチが奏効した進行性核上性麻痺

　74歳男性,前医で検査を受け,症状・画像的にもPSPが確定していた方です。しかも当院のCT検査では,正常圧水頭症(NPH)も認められました。

　しかしながら,結局前医受診時からPD治療薬は一度も使用せず,今日に至っています。現在初診から3年が経過していますが,今だに杖は使っていませんし,コウノカクテルも実施していません。HDS-Rスコアは低いので,リバスタッチ®パッチを使用しています。結局のところ,歩行セット＋ピックセットということで,LPC症候群用の処方だと腑に落ちるでしょう。

2) グルタチオンが歩行を即座に回復させた例

　図9は72歳女性,前頭葉が強く萎縮しており,PSPと診断されて5年目の患者です。最初の一歩がまったく出なかったのですが,コウノカクテルを実施したところ,15分後にはスムーズに歩行できるようになりました。こういった症例の積み重ねにより,PSPにはグルタチオンが奏効するという事実が判明していきました。

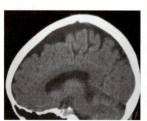
前頭葉萎縮

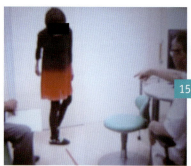
5年前から歩行障害があり，左足がまったく出ない。

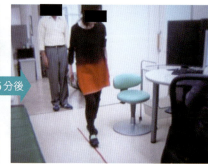
15分後
点滴直後，著明な改善がみられた。

72歳女性，進行性核上性麻痺，HDS-R 25点

〈点滴〉グルタチオン 2,000mg
　　　シチコリン 250mg
　　　ビタミンC 1,000mg

図9 グルタチオンにより著明な改善が得られた罹病5年のPSP-PAGF

8 遺伝性脊髄小脳変性症

1) 歯状核赤核淡蒼球ルイ体萎縮症の例

　図10は44歳女性，親族に5人の患者がいる遺伝性の脊髄小脳変性症(SCD)で，大脳の萎縮も強い歯状核赤核淡蒼球ルイ体萎縮症(DRPLA)の患者です。若年ですが認知症があり，明るくていつもにこにこしています。

　初診時にコウノカクテルを行い，15分で改善しなかったのであきらめかけたのですが，本例と家族が帰りのタクシーをクリニックの待合室で待っていたときに(点滴からおよそ30分後)，看護師が「効いてきました！」と報告してくれたのです。その後本例は1年以上，点滴を受けに通院しています。家族は「歩行を改善できるのはコ

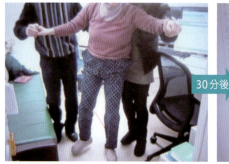
歯車現象はほとんどない。便座への着座のときに激しく落ちるように座るため，これまでに3回便座を破損したという。

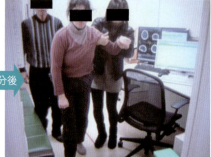
30分後
ゆっくりだが軽い片手介助だけで左右のぶれなく歩ける。

〈点滴〉グルタチオン 2,600mg
　　　シチコリン 250mg
　　　ソルコセリル® 4mL

44歳女性，遺伝性脊髄小脳変性症（歯状核赤核淡蒼球ルイ体萎縮症）

図10 コウノカクテルにより歩行が改善した歯状核赤核淡蒼球ルイ体萎縮症

ウノカクテルだけです」と言っています。

　最近は大学病院の神経内科が近隣のコウノメソッド実践医に，MSAに対するコウノカクテルの実施を依頼してくるという話も聞いています。

9 大脳皮質基底核変性症

1) サプリメントの長期継続により回復が得られた例

　図11は76歳男性，当院に5年半通院している患者です。診察室で呆然と立っていたり（語義失語症状），座っているときの両手の位置が体の前に置かれるというDLB症状が合併しており，LPC症候群としてマークしていました。ここ2年で急激に発語がなくなり，歩かなくなり，ついに右手が拘縮してきました。

　結局のところ，大脳皮質基底核変性症（CBD）だったのだと理解し，コウノカクテルも効きにくい疾患であるため，筆者も絶望を感じていた矢先，急激に食事ができるようになり，坐位保持も可能になりました。

　本例の妻に，何か変わった治療をしたのかと尋ねたところ，「フェルラ酸含有食品を休まず継続してきただけです」とのことでした。その恩恵が今，現れてきたのだと思われました。

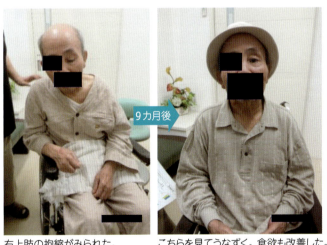

右上肢の拘縮がみられた。　　こちらを見てうなずく。食欲も改善した。

9カ月後

フェルラ酸含有食品
（強・粒タイプ）×3粒
（5年半継続）

76歳男性，大脳皮質基底核変性症，HDS-R 0点

図11　フェルラ酸含有食品の長期継続により回復が得られた大脳皮質基底核変性症

10 LPC（レビー・ピック複合）

1）コウノメソッドのセット処方が奏効した例

　図12は82歳女性，CT所見では右側頭葉にOKサイン（側頭葉の皮質，内側ともに強く萎縮した状態）がみられる重症の認知症だったのですが，FG療法（フェルラ酸含有食品＋グルタチオン点滴），歩行セット（リバスタッチ®パッチ＋フェルラ酸含有食品），食欲セット［スルピリド（ドグマチール®）＋プロマック®D］を総動員して一気に改善させることのできた例です。

　住まいが遠方のため，最近は半年に1度診察するだけですが，元気に明るく畑仕事をしているそうです。本例はコウノメソッドの底力を証明した1例といえるでしょう。

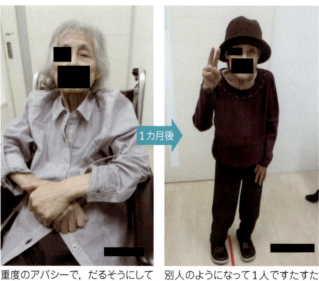

重度のアパシーで，だるそうにしていた。　　別人のようになって1人ですたすた歩いてきて笑った。

FG療法
歩行セット
食欲セット

82歳女性，LPC（Lewy-Pick complex），HDS-R 22点

図12 コウノメソッドのセット処方が奏効したLPC

11 筋強直性ジストロフィー

1）歩行セットが奏効した例

図13は63歳男性，娘と孫が既に発病しているという家族歴をもつ，筋強直性ジストロフィーの患者です。杖歩行で短距離しか歩けず，易怒もあったのですが，歩行セット（リバスタッチ®パッチ＋フェルラ酸含有食品）によって家の周りを一周歩けるまでになり，かつ怒らなくなったそうです。易怒が制御できたのは，フェルラ酸含有食品（弱）が調整系として働いているからです。

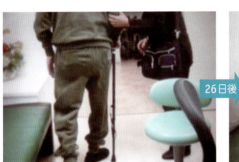 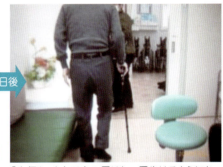

少し歩くだけでへたり込んでいた。　　　「歩行セット」で家の周りを一周歩けるようになった。姿勢がよくなった。

63歳男性，筋強直性ジストロフィー（意味性認知症）

リバスタッチ®パッチ4.5mg
フェルラ酸含有食品（弱）

図13 歩行セットで歩行距離と易怒が著明に改善した筋強直性ジストロフィー

12 正常圧水頭症

1）グルタチオンが歩行を改善させた例

図14は88歳男性，地元のコウノメソッド実践医を受診し，シチコリン静注で歩行改善を試みていたのですが，効果が得られないとのことで筆者のもとを受診した患者です。CT画像を見てみるとDESH所見陽性で，NPHでした。

家族には「タップテストを脳外科に依頼します」といったん伝えたのですが，グルタチオン点滴で改善が得られたため，しばらく点滴で様子をみることにして，タップテストの依頼は保留にしました。

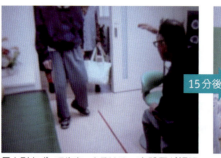
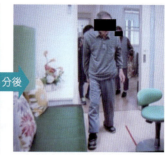
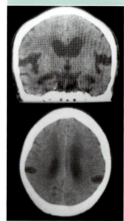

足を引きずって歩き，よろける。実践医が傾眠に対してシチコリン1,000mgを投与していたが歩行には無効。覚醒効果も不十分とのことだった。家族の要望は，歩行も覚醒度も改善させたいとのことだった。

コウノカクテルによりよろけずに速くスーッと歩いてくる。家族から歓声が上がった。脳神経外科にタップテストを依頼しようと考えていたが，しばらくは点滴で治療を継続することになった。

〈点滴〉
グルタチオン 2,400mg
シチコリン 250mg

88歳男性，アルツハイマー型認知症＋正常圧水頭症

図14 コウノカクテルで歩行が改善した正常圧水頭症

13 筋萎縮性側索硬化症

1）グルタチオンが用量依存性に歩行を改善させた例

　筆者は，FTD-MNDタイプ〔前頭側頭型認知症と筋萎縮性側索硬化症（ALS）の合併疾患〕を先に診て，そのあとALSを診るという特殊な経験をしました。FTD-MNDタイプ（52歳）の患者の歩行を見て，ALSの歩き方はこうなのだ（大腿を高く上げる）と勉強したのです。

　そして筆者は，医師生活33年目にして初めてALS患者を診察する機会を得ました。図15は79歳男性，そのALSの患者です。ALSにコウノカクテルが奏効するかどうかは未知でしたが，グルタチオンに反応して歩行が改善しました。しかも，グルタチオンの用量を増やすと，その分改善が得られました（用量依存性）。

　ALS患者から採取した細胞から作成したiPS細胞にグルタチオンの前駆体であるN-アセチルシステインを加えると，細胞死やネットワーク退縮が阻止されたそうです[1]。臨床でもALSの歩行がグルタチオン点滴やN-アセチルシステインの摂取で改善する可能性があるのではないかと考えられます。

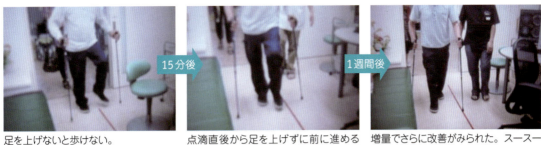

足を上げないと歩けない。　点滴直後から足を上げずに前に進めるようになった。　増量でさらに改善がみられた。スースーッと速く自然に歩く。

〈点滴〉
グルタチオン 2,600mg
ビタミンC 1,000mg

〈点滴〉
グルタチオン 3,200mg
ビタミンC 2,000mg

79歳男性，筋萎縮性側索硬化症，HDS-R 26.5点

図15　グルタチオン用量依存性に歩行が改善した筋萎縮性側索硬化症

14　アルコール関連認知症

1）コウノカクテルが即効した例

グルタチオンは代謝性の歩行障害にも効果を発揮します．図16は87歳男性，ほかの認知症が除外されたアルコール関連認知症（ARD）の患者です．アルコール性肝硬変もあり満身創痍なのですが，車いすだったところ，点滴後には自分の足で歩けるようになりました．

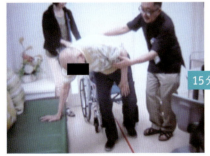
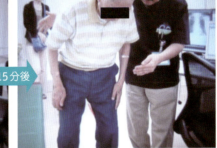
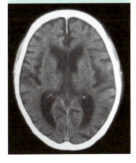

一歩しか前へ出ない。　勢いよくずんずん歩く。

〈点滴〉
グルタチオン 2,200mg
シチコリン 250mg
メチコバール® 2,500μg

87歳男性，アルコール関連認知症＋肝硬変，HDS-R 22.5点

図16　コウノカクテルが即効したアルコール関連認知症

● 文 献

1）井上治久：iPS細胞を用いた病態解明と創薬．第32回日本老年精神医学会，シンポジウム6「認知症の根治的治療に向けての課題」，2017年6月16日．

索引

欧文

A

ADHD：attention deficit hyperactivity disorder **149**
AGD：argyrophilic grain dementia **91**
ARD：alcohol-related dementia **193**
ATD：Alzheimer type dementia **139**

C

CCA：cortical cerebellar atrophy **90, 176**
CDP コリン **127**
CDT：clock drawing test **63**

D

DBC（dementia balance check）シート **154**
DESH（disproportionately enlarged subarachnoid-space hydrocephalus）所見 **85**
DRPLA：dentatorubral-pallidoluysian atrophy **188**

F

FTD：frontotemporal dementia **8**
　──-FLD タイプ **8**
　──-MND タイプ **8**
　──-Pick タイプ **8**
FTLD：frontotemporal lobar degeneration **8**
　──スペクトラム **6**

H

HDS-R：Hasegawa's dementia scale-revised **58**

L

LPA：logopenic progressive aphasia **7**
LPC：Lewy-Pick complex **11, 69, 190**
　──症候群 **55, 69**
L-P シャント **136**

M

MCI：mild cognitive impairment **146**
MIBG 心筋シンチグラフィ **24**

N

NTM 分類 **17**
N-アセチルシステイン **127**

P

pill-rolling tremor **54**
PNFA：progressive nonfluent aphasia **7**
PPA：primary progressive aphasia **7, 8**

S

SCD：spinocerebellar degeneration **176, 188**
SD-NFT：senile dementia of the neurofibrillary tangle type **91**

和文

あ

アームスイング **49**
アプロウズサイン **52**
アマンタジン **31**
アリセプト® **32**

アルコール関連認知症 *193*
アルツハイマー型認知症 *12, 102, 139, 141, 180*
アルツミックス *4*
悪性貧血 *71*

い

イクセロン® パッチ *21*
意識障害系認知症 *16*
意味性認知症 *13, 112, 159, 185*
胃切除 *47*
遺伝性脊髄小脳変性症 *188*
陰証 *17*

う

うつ状態 *47, 97, 107*
うつ病 *47*
ウインタミン® *28, 109, 184*

え

エネルギー分類 *17*
鉛管様筋固縮 *52*
嚥下セット *124*

か

かぶれ *21*
ガランタミン *32*
家庭天秤法 *22, 36, 98*
改訂長谷川式スケール *58, 59*
海馬萎縮 *83*
　　──置き去り所見 *83*
肝炎 *47*
冠状断 *23, 82*
丸薬丸め様振戦 *54*

き

危険分散 *99*

境界領域梗塞 *80*
筋萎縮性側索硬化症 *192*
筋強直性ジストロフィー *191*

く

クエチアピン *28*
クロルプロマジン *28*
グーパーテスト *53*
グラマリール® *29*
グルタ組 *131*
グルタチオン *129, 187*
　　── – シチコリン天秤 *131*

け

軽度認知障害 *146*
頸部後屈 *49*
血液検査 *70*
幻視 *107*
原発性進行性失語 *7, 8*

こ

コウノカクテル *40, 129*
　　──のスターターパック *130*
　　──の著効配合比 *133*
コウノメソッド *25*
　　──実践医 *11*
　　──の三本柱 *25*
　　──分類 *15*
コントミン® *28*
小刻み歩行 *49*
個別化医療 *2*
語義失語 *62*
甲状腺機能低下症 *70*
甲状腺疾患 *46*
興奮系薬剤 *31, 96*
混合型認知症 *4*

195

さ

サーフィンアレンジ *11, 98*
サアミオン® *31*
サプリメント *126*

し

シチコ組 *132*
シチコリン *31, 129*
　──注射 *95*
　──ハイテンション *133*
シンメトレル® *31*
　──ロケット *22, 38, 95*
ジアゼパム *28*
ジェイゾロフト® *32*
ジプレキサ® ザイディス® *28*
嗜銀顆粒性認知症 *91*
歯状核赤核淡蒼球ルイ体萎縮症 *188*
矢状断 *23, 88*
自費点滴同意書 *40*
周辺症状 *14*
小脳失調 *46*
食欲セット *124*
神経原線維変化型老年期認知症 *91*
進行性核上性麻痺 *13, 116, 171, 186*
進行性非流暢性失語 *7, 120*
振戦 *62*

す

スルピリド *32*
錐体外路症状 *53*
水平断 *23, 73*
睡眠導入薬 *30*

せ

セルシン® *28, 109*
セルトラリン *32*

セレネース® *29, 55*
セロクエル® *28*
センサリング *98*
正常圧水頭症 *13, 119, 191*
生理的前頭葉萎縮 *76*
脊髄小脳変性症 *176, 188*
脊柱管狭窄症 *47*
前頭側頭型認知症 *8*
前頭側頭葉変性症 *8*
前頭葉萎縮 *73, 88*
前頭葉型認知症 *9*
前頭葉眼窩面萎縮 *85*

そ

ソルコ組 *133*
ソルコセリル® *129*
側頭葉萎縮 *89*
側脳室体部の拡大 *78*

た

タンデムゲイト *117, 118*
多系統萎縮症 *14, 117*
体幹傾斜 *51*
第一選択薬 *100*
大脳皮質基底核症候群 *13*
大脳皮質基底核変性症 *121, 189*

ち

チアプリド *29*
注意欠如・多動性障害 *149*
中核症状 *14*
中核薬 *32*
中間証 *17*

つ

継ぎ足歩行 *117*

て

てんかん　*46*
点滴療法　*129*
転倒　*51*

と

ドグマチール®　*32*
ドネペジル　*32*
ドパコール®　*35*
　——チャレンジテスト　*21, 38*
ドプス®　*35*
ドロキシドパ　*35*
時計描画テスト　*63*
透視立方体模写　*65*
頭頂葉萎縮　*88*
　——回避　*78*

な

ナイフの刃様萎縮　*89*

に

ニセルゴリン　*31*
ニトラゼパム　*30*
ニューレプチル®　*28*
認知症
　——の症状　*14*
　——のハイリスク因子　*135*
　——の標的症状　*28*
　——の変容　*4*
　——の予防　*135*
　——を伴うパーキンソン病　*13, 114, 163, 183*

の

脳幹萎縮　*90*
脳血管性認知症　*13, 113, 169, 186*
脳梁角狭小化　*86*

は

ハミングバードサイン　*89*
ハロペリドール　*29*
パーキンソニズム　*53, 55*
パーキンソン症候群　*53*
パーキンソン病治療薬　*35*
バードシューティング　*100*
バイタリティ分類　*16*
歯車現象　*52, 55*
歯車様筋固縮　*52, 55*
肺結核　*47*
拍手徴候　*52*
発病時期　*44*

ひ

ビタミン B_1 欠乏　*71*
ビタミン B_{12} 欠乏　*71*
ピック症状　*62*
ピックスコア　*56, 66, 67, 69*
ピックセット　*110*
ピック切痕　*78*
ピック病　*6, 12, 109, 152, 184*
ピックミックス　*4*
ピックらしさ　*56*
皮質性小脳萎縮症　*90, 176*
病状説明書　*20*

ふ

フェルラ酸含有食品　*30, 38, 127*
フロンタルレビー　*74, 76*
プロペリシアジン　*28*

へ

ベンザリン®　*30*
ペルゴリド　*35*
ペルマックス®　*35*

閉塞性動脈硬化症 47
変性疾患セット 123

ほ

歩行障害 57
　──系認知症 16
歩行セット 123
保続 58

ま

マドパー® 35
マルチスライスCT 23, 72
慢性硬膜下血腫 80

み

ミッキーマウス 74
耳鳴りセット 124

め

メネシット® 35
メマリー® 32
メマンチン 32

も

妄想 107
問診票 36, 43

よ

幼牛血液抽出物 129
葉酸欠乏 71
陽証 17

陽性症状 44
抑制系薬剤 19, 28, 94, 159

り

リスパダール® 28
リスペリドン 28
リスミー® 30
リバスタッチ®パッチ 21, 32
リバスチグミン 21, 32
リルマザホン 30
流涎 52

る

ルンブルクスルベルス 128

れ

レビー小体型認知症 5, 12, 105, 165, 181
レビー小体病 161
レビースコア 56, 68, 69
レビースペクトラム 5
レビー・ピック複合 11, 190
レビーミックス 4
レビーらしさ 56
レボドパ・カルビドパ 35
レボドパ・ベンセラジド 35
レミニール® 32
　──内用液 145

わ

ワイドベース 49

あとがき

　2016年8月，米国の人工知能「ワトソン」が，66歳の日本人女性患者を10分で二次性白血病と診断し，正しい抗がん剤を提案し，その通り主治医が投与したところ一命を取り留めたというニュースに接し，震えるような感動を覚えました。

　認知症臨床においても，読者がまずはその通りにすれば患者が著明に改善するようなテキストがあればいいなと思いました。そうして，30年を超える経験から枝葉を捨てて，すべてのぜい肉をそぎ落とし，コウノメソッドのうち絶対的・普遍的なものだけを示したのがこの本です。

　筆者のこれまでの著書を読んで，「コウノメソッドの本は，機械的な対応ではなく，臨床医としてどう考えていけばよいかという教えが書かれてある」と言った医師もいます。動物実験では純系動物を使うのできれいなデータが出ますが，ヒトは雑種で個人差が大きく，また老化とあいまった疾患で，きれいな指標を出すのは並大抵のことではありません。それでも，筆者はできるだけわかりやすくするために，こうだと言い切るようにしました。

　それができていると評価されるなら，数万人の患者経験から最大公約数を見つけられたということでしょう。患者自身がデジタルでなくアナログな存在であるから，アナログなコウノメソッドは合うはずです。

　こんなことがありました。筆者は55歳の女性（無言で歩行障害あり）が大脳皮質基底核変性症（CBD）に間違いないと思い，ある専門医に鑑別診断の依頼をしました。最初の返事は「CBDの可能性は大変高いと思いますので精査をします」とのこと。最後に届いた手紙には「頭頂葉の血流低下があるのでアルツハイマー型認知症（ATD）です」と書かれてあり驚きました。CBDについてかなり詳しく勉強していた本例の息子さんは，この診断結果に怒っていました。画像診断によって，どんどん真実から離れていったのです。本例は結局別の病院の専門医によりCBDと診断されました。

　医師には総合判断能力，いってみればサッカーチームの監督のような能力が求めら

れるはずです。木を見て森を見ずという診断は許されないのです。患者の運命を左右するからです。

　また，高齢の認知症患者は人生の達人でもあります。医師は医師である前に人として達人から学ぶ姿勢を見せるべきで，力をつけたいならいつまでも謙虚でいるべきです。

　この本の後半では，患者・家族と筆者の問答形式でコウノメソッドの運用のしかたを紹介しました。箇条書きで書かれるより，実際に毎日名古屋フォレストクリニックの診察室で交わされている会話がベースですので，わかりやすいのではないかと思います。謎だった筆者の外来の細かい部分もわかるかもしれません。

　現代社会において，ビジュアルな教材を用いた教育がなされるようになりました。本当は読者が寝そべってDVDをご覧になるのが楽かもしれません。しかし，本というのは，どこに何が書いてあったかが思い出されるので，すぐに調べることができます。薬の本など電子書籍にみんな入ってしまう時代ではありますが，筆者自身アナログな人間でして，多くの書籍に囲まれていないと安心できないです。

　テレビで，写真の専門家がこんな話をしていました。「最近はスマホやケータイで何千枚と写真を撮る時代になりましたが，じゃあその人の記憶に多くの情報が残っているかというと何も残っていないのですね。昔は白黒の数少ない写真を大切にアルバムに貼って，何度も何度も同じ写真を眺めるわけですよ。そういう繰り返しで写された旅の思い出が記憶に強く定着される。今は撮っただけで安心してしまって，いちいちプリントアウトしないから，どんどん忘れていきます」と。

　さて，コウノメソッドの本もこれで6冊となりました。アンダーラインで真っ赤になって，1冊も処分されずに読者の書斎に残ることを祈っています。筆者は大学受験のときに，つばでしわが寄ったページをみるとホッと安心したものです。ああ，ここは何度も読んだのだ，と。茶色く変色した参考書をかばんに忍ばせて試験場に向かう。それがお守りなのではないでしょうか。

　筆者が31年間に患者さんから教えてもらってきたことが，きっとお役に立つと確信しています。何度も読んだ本は大切にしたいものです。デジタルレコードは，いずれ自身の知的財産から消えていきます。

2017年7月10日　　著　者

著者プロフィール

河野 和彦 (こうの かずひこ)

経 歴

1958年	愛知県名古屋市生まれ
1982年	近畿大学医学部卒業
1982～1984年	名古屋第二赤十字病院 (全科ローテート)
1984～1988年	名古屋大学大学院医学系研究科老年科学博士課程修了 (医学博士)
1988～1994年	同老年科学医員
1994年	同老年科学講師
1995年	愛知県厚生連海南病院老年科部長
2003年	共和病院 (愛知県) 老年科部長
2009年	名古屋フォレストクリニック院長

名古屋フォレストクリニック (老年精神科，神経内科，漢方内科)

〒459-8016 愛知県名古屋市緑区南大高三丁目1305番地
TEL 052-624-4010　FAX 052-624-4005

所属学会, 認定資格

認知症治療研究会副代表 世話人
日本老年医学会認定老年病専門医
日本老年精神医学会専門医，指導医
IPA (International Psychogeriatric Association) 会員

著 書

『コウノメソッドでみる認知症処方セレクション』，日本医事新報社，2013.
『コウノメソッドでみる認知症Q&A』，日本医事新報社，2014.
『コウノメソッド流　臨床認知症学』，日本医事新報社，2015.
『コウノメソッドでみる認知症の歩行障害・パーキンソニズム』，日本医事新報社，2017.
『コウノメソッドでみる認知症診療』，2版，日本医事新報社，2017.
『認知症の診断―アルツハイマライゼーションと時計描画検査』(認知症ハンドブック①)，改訂版，フジメディカル出版，2010.
『認知症の薬物療法―アリセプトの使いこなしと介護を助ける処方』(認知症ハンドブック②)，フジメディカル出版，2006.
『認知症の介護・リハビリテーション・予防―合理的な介護と廃用症候群の阻止』(認知症ハンドブック③)，フジメディカル出版，2006.
『レビー小体型認知症〈改訂版〉　即効治療マニュアル』，フジメディカル出版，2014.
『完全図解 新しい認知症ケア―医療編』(東田　勉，編)，講談社，2012.
『ピック病の症状と治療―コウノメソッドで理解する前頭側頭葉変性症』，フジメディカル出版，2013.
『認知症治療のベストアンサー―コウノメソッドによる王道処方』，中外医学社，2013.
『ぜんぶわかる認知症の事典―4大認知症をわかりやすくビジュアル解説』，成美堂出版，2016.
『心に残る認知症の患者さんたち』，フジメディカル出版，2017

など多数

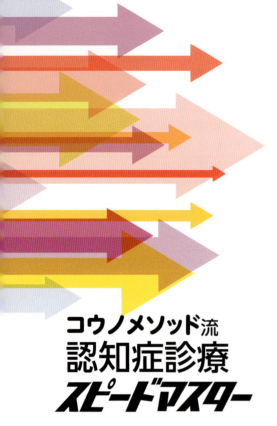

コウノメソッド流
認知症診療
スピードマスター

定　価（本体4,200円＋税）
2017年 8月15日 第1版

著　者　　河野和彦
発行者　　梅澤俊彦
発行所　　日本医事新報社　www.jmedj.co.jp
　　　　　〒101-8718　東京都千代田区神田駿河台2-9
　　　　　電話（販売）03-3292-1555　（編集）03-3292-1557
　　　　　振替口座　00100-3-25171
印　刷　　ラン印刷社
カバーデザイン　大矢高子

©Kazuhiko Kono 2017　Printed in Japan
ISBN978-4-7849-4643-3　C3047　¥4200E

本書の複製権・翻訳権・上映権・譲渡権・公衆送信権（送信可能化権を含む）は
（株）日本医事新報社が保有します。

JCOPY　＜（社）出版者著作権管理機構 委託出版物＞

本書の無断複写は著作権法上での例外を除き禁じられています。複写される場合は，
そのつど事前に，（社）出版者著作権管理機構（電話 03-3513-6969，FAX 03-3513-6979，
e-mail:info@jcopy.or.jp）の許諾を得てください。